不美人習慣を
3日で整える

熟睡の練習帳

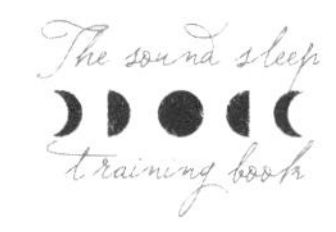

眠りとお風呂の専門家

小林麻利子

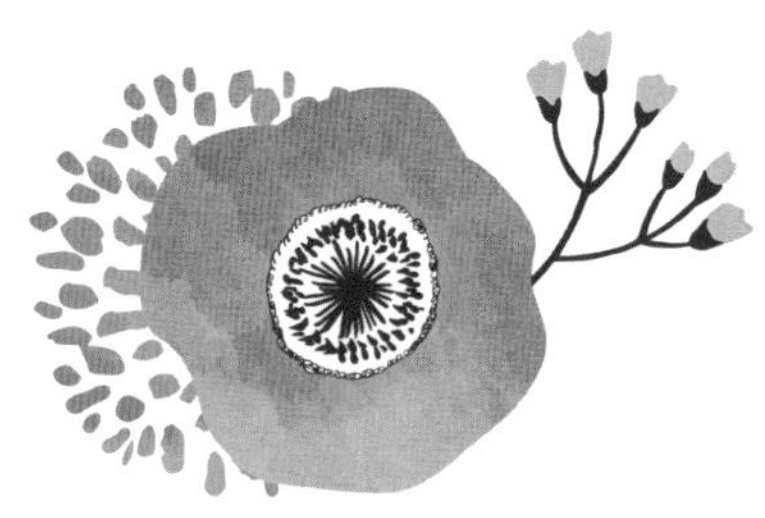

GB

はじめに

自由だからこそ、乱れがちな体内時計

拙著『美人をつくる熟睡スイッチ』（G．B．刊）の発行から4年——**感染症の流行を機に、在宅勤務、三密回避など、私たちの生活様式は変化を迫られています。**行動が制限されて我慢することは多いものの、それは何も悪いことばかりではありません。

例えば、電車通勤のストレスがなくなった方もいらっしゃるでしょう。朝ごはんを家でゆっくり食べられるようになったり、夕飯の食卓を家族そろって囲めるようになったりした方もいらっしゃるでしょう。自分で時間をコントロールできるので、やろうと思えばいつでも休憩できますし、趣味の時間が増えた方もいらっしゃるかもしれません。

けれども、**生活をコントロールする機会を得たことと、生活をコントロールすることは同じではありません。**実際、私の生活習慣改善サロンでも抑うつ状態の方が増えましたし、睡眠に課題のある方も多くなりました。自分ではコントロールしているつもりでも、睡眠の質の低下や自律神経の乱れにつながる習慣で、身体的には逆に負担をかけてしまっているケースが増えたからでしょう。

まずはリモートワークを導入した結果、その日の予定に合わせて起床時刻をコロコロ変えてしまっているケース。通勤しなければならない日はいつもより早起きしなければならず、寝起きの悪い朝を迎えることになります。

午前中に太陽の光を浴びていないケースも、睡眠の質を低下させます。今までは意識せずとも通勤時に太陽光を浴びていたため、「よくわからないけれど、すっきりしない」とか「疲れが取れない」原因になりがちなケースです。

「おうち時間＝いつでも食べられる環境」も、自律神経を乱す大きな要因。空腹と満腹のメリハリが小さくなると、消化器系の体内時計が乱れてしまいます。家にいるから「自炊しなきゃ」と気負いすぎたり、家事を頑張りすぎたりしてしまって、パートナーや家族に対するイライラが募ってしまう、というケースもあれば、人とのコミュニケーションが減ることで脳内ホルモンの分泌が減少し、空虚感や寂しさ、やりがいや充足感を感じられず、なんだか憂鬱な気持ちを常に抱えてしまうケースもあります。

自分ではコントロールできているつもりでも、正しい睡眠の知識がなければ、「やらなきゃいけないこと」「やってもいいこと」「やってはいけないこと」の

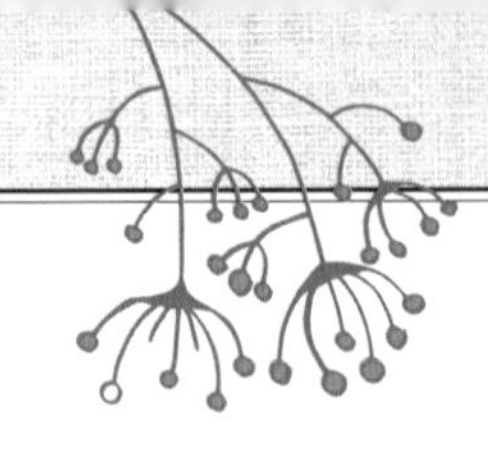

判断基準がブレブレになってしまうことは否めません。「これくらいはいいだろう」という習慣が「絶対にやってはいけないこと」だったり、毎日のルーティンが「やっても（やらなくても）いいこと」で時間とお金を無駄にしていたりするのです。

一般企業の営業職として働いていた20代前半の私も、そうでした。

平日遅くまで仕事をし、遅い時刻に夕食を摂り、ソファで寝落ちの毎日。金曜日から遅寝遅起きを繰り返し、月曜日はいつも最悪の寝起きで胃痙攣や、腹痛、めまいなどから午前中お休みをもらうことがしばしばありました。仕事のエンジンがかかるのは夕方以降です。みんな眠そうでしたし、それが普通だと思っていました。

結果、体を壊しました。異常な生理痛、過呼吸、円形脱毛症——どこの病院でも「ストレスですね」と言われるだけで、具体的な対処法は教えてもらえませんでした。

そのまま3日間お休みをもらいました。それまでは休日でも必ず仕事したり自己啓発本を読んだりしていましたが、その時ばかりは3日間、自分の体と向き合ってみました。そして素人ながらに、お風呂や睡眠、寝る前の過ごし方に気をつけてみることでみるみる身体に変化が現れ、4日目の朝、世界がすっかり変わって見えたのです。

生活習慣の改善、なんて20代がやる必要なんてないと思っていましたし、鼻で笑っていたほどです。でも、この**生活リズムの改善で熟睡スイッチがＯＮになり、私の人生が輝きを帯び始めたのです。**

［うっとり美容と熟睡の関係って？］

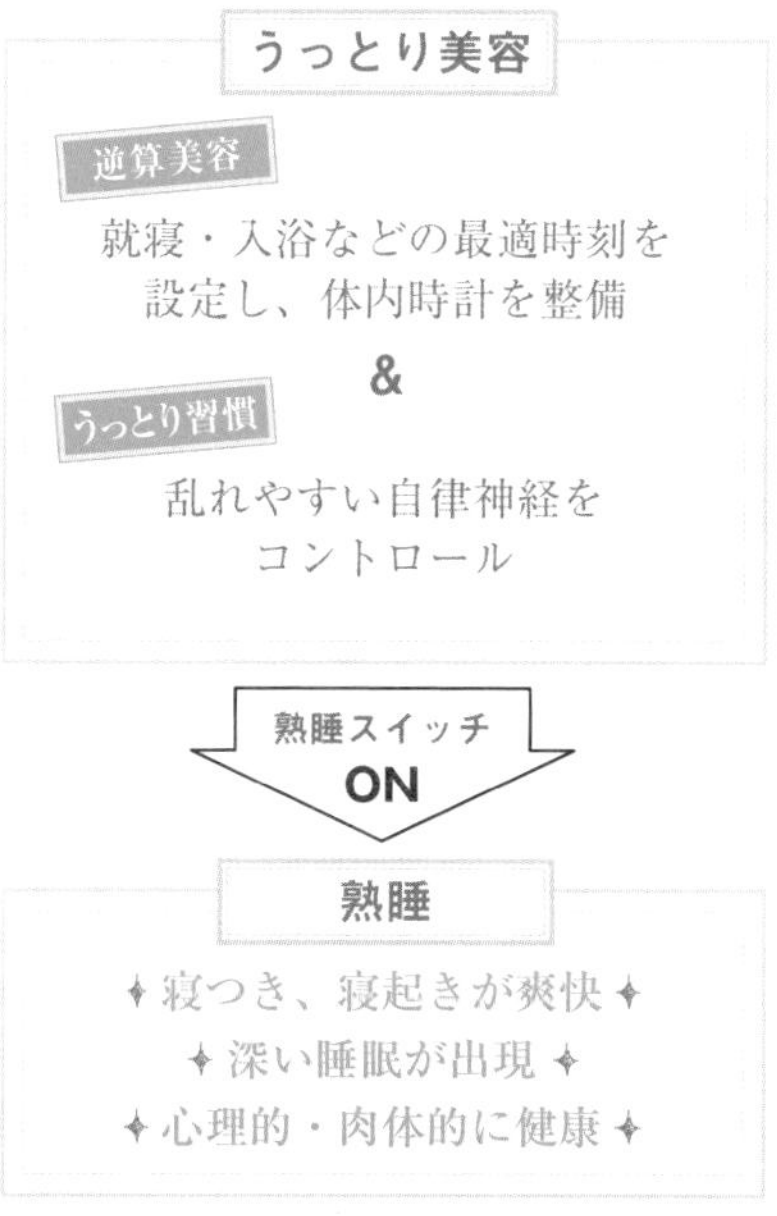

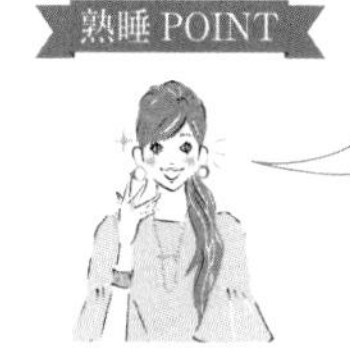

熟睡スイッチとはONにすることで質のよい睡眠を得られる体内メカニズム！

まずは熟睡スイッチの状態を知りましょう

寝不足だとお肌が荒れがちだということは、誰もが経験則として知っています。けれども**快眠のメリットは、何も「つや肌」だけではありません。**抑えられない食欲とは無縁ですし、朝の寝起きが格段によくなるので、午前中から仕事や勉強がはかどります。もちろん、ちょっとやそっとで体調を崩すこともありません。

とはいえ「だったら、長く寝ればよいのか」と問われれば、答えはNO。そもそも成長ホルモンの量はたくさん寝ても増えませんし、「長時間寝る人の寿命はむしろ短い」という研究結果も報告されています。

熟睡できていない人の特徴をまとめたのが左ページのチェック項目です。あてはまるものにチェックしましょう。2個以上あてはまる人は睡眠に問題アリ。12ページの「熟睡スイッチCHECKチャート」で改善点を確認しましょう。

熟睡スイッチとは、ONにすることで質のよい睡眠が得られる体内メカニズ

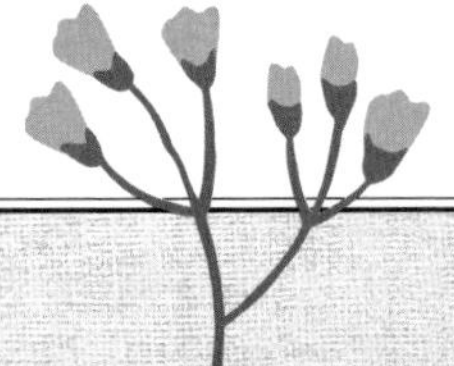

[あなたはいくつ、あてはまる？]

- □ 毎朝パッと気持ちよく目覚めることができない
- □ なかなか寝つけないことが多い
- □ 夜中に何度か起きてしまうことがある
- □ つい二度寝をしてしまう
- □ 昼間にどうしようもない睡魔に襲われる
- □ 寝る直前までスマホやテレビ等を見てしまう
- □ 休日は平日よりも２時間以上遅くまで寝てしまう
- □ イライラや憂鬱感をいつも感じている
- □ やる気がでない、集中力が続かない
- □ 食欲が止まらないことがある
- □ 同僚や友人、彼氏、家族とよくケンカになる
- □ 睡眠以外のことで病院にかかっている
- □ 生理前はイライラする
- □ 1年に2回以上風邪をひいてしまう
- □ 彼や夫に過剰な嫉妬や、執拗な干渉をしてしまう
- □ 夕飯前に食欲が止まらず、ついお菓子をつまんでしまう
- □ プレゼンや商談など大きな仕事は午前中には入れたくない

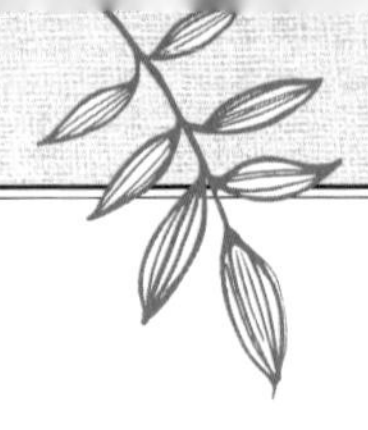

ムのこと。このバランスを整えることが、いわゆる「美人」へのパスポート。

この熟睡スイッチをＯＮにして睡眠の質を高めるには、寝る前の過ごし方、入浴、食事、日ごろの意識やルーティンを変えるだけ。それだけで、スムーズに熟睡スイッチをＯＮにできる身体に生まれ変われます。「美人に生まれ変われる」と言い換えてもよいでしょう。

熟睡スイッチがＯＮになるまでは、たったの3日間

withコロナ時代は、平日ですら早起きする必要のないシーンも増え、意識しなければ自律神経や体内時計が大きく乱れてしまう可能性があります。そうなると昼夜のメリハリができず、睡眠の質が低下してしまいます。

「ブルーマンデー」という言葉にあるように、週末を遅寝遅起きで過ごすと、休み明けの体調が悪くなりがち。ですが、月曜日どころか水曜日まで体調不良が続く可能性のあることが、２００８年にオーストラリアで発表された研究でわかっています。

[休日の遅起きで休み明けの体調が変わる！]

Aグループ	Bグループ
金・土曜日の午前0時に就寝	金・土曜日の午前0時に就寝
翌朝午前10時半ごろ起床	翌朝午前7時半ごろ起床

Aのほうが Bよりも眠気や疲労感が翌月曜日だけでなく水曜日まで高かった

A は Bよりも体内時計のリズムが後ろにずれていた！

つまり、週末に体内時計が乱れると、いつものペースに戻るまで「3日間を要する」ということ。逆に言えば、「3日間あれば、ずれた体内時計を元に戻せれる」ということです。

だから、**本気を出すのは、たったの3日間！この3日間だけ、私に預けてください。その後の習慣継続がとても重要なので、できれば仕事のある平日を預けていただきたい**と思います。

幸いにも、現在は以前よりも「自分のために時間を割きやすい」時代だと言えるでしょう。

睡眠は、仕事とプライベートの質をともに上げてくれる重要ツール。賢く工夫をしていきましょう。今の時代だからこそ、それが可能なのだと思います。

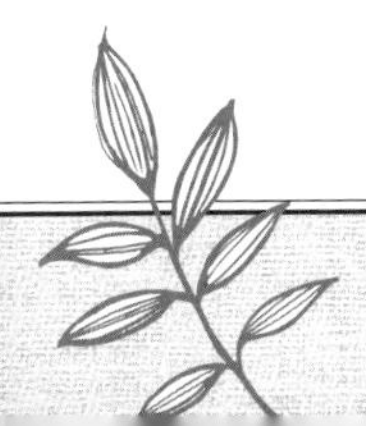

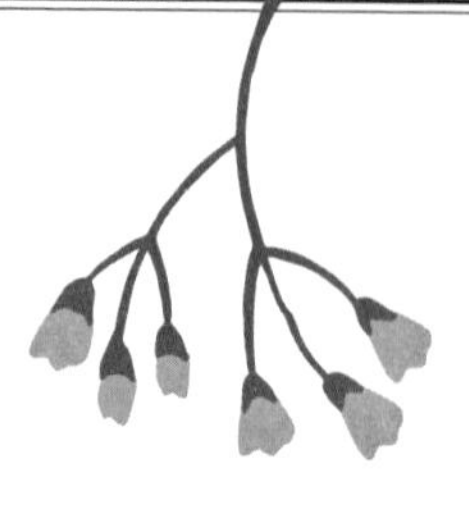

美しくなるって、実はとっても簡単なこと。

眠りの傾向をつかんだら、あとは熟睡スイッチをＯＮにするだけ。寝る前の過ごし方、入浴、食事、日ごろの意識やルーティンを美人習慣にチェンジしましょう。

美しくなるためのプラスαの部分に目が行きがちですが、そうではなくて、まずはあなたの生活習慣を整えることが重要だと心から思います。お金をかけることなく、過度な労力を費やさず、自分にとってむしろ気持ちのよいこと、心地よいことを毎日繰り返し続けていくことが真の美容液なんです。

この本があなたの良質な睡眠をサポートし、あなたの美を引き出すきっかけになることを願っております。

生活習慣改善サロンFlura代表／眠りとお風呂の専門家

小林麻利子

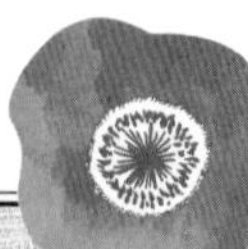

STAFF

Design　森田千秋、市川しなの(Q.design)
Illustrathion　東山容子
Management　名和裕寿、原あかり
(エキスパートナー)

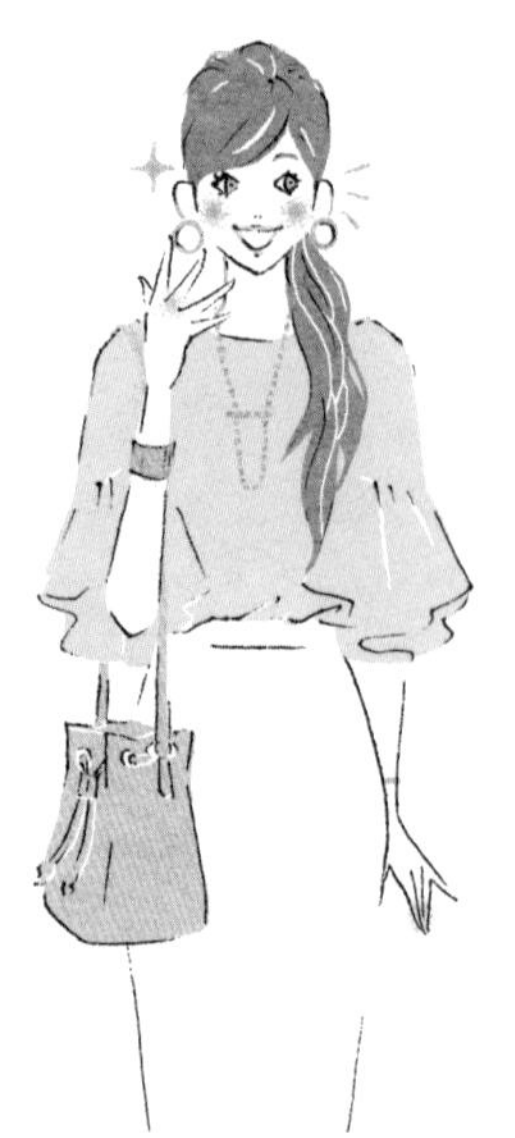

もっと美人になりたい!

熟睡スイッチ CHECKチャート

あなたの眠りの傾向をつかんで、熟睡スイッチをONにしましょう！　質問に答えていくだけで、あなたのタイプがわかります。タイプ別の解説は、ページをめくってご確認ください。

← YES　← NO

Start!

寝る前まで仕事や将来のことを悶々と考えている

日中イライラや憂鬱を感じることが1日3回以上ある。

土日に平日よりも2時間以上遅寝遅起きする

月曜日は決まって眠い

午前中に眠気を感じる

ルンルン♪

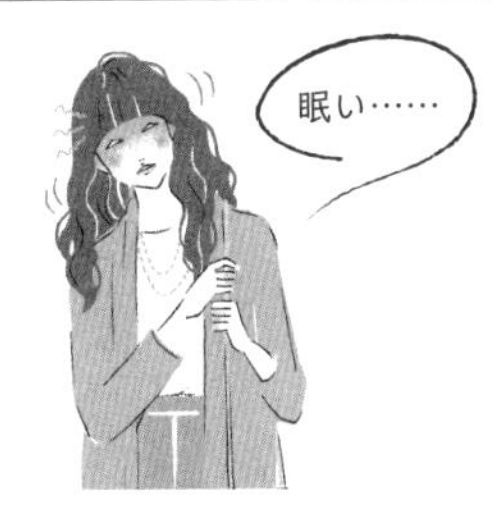

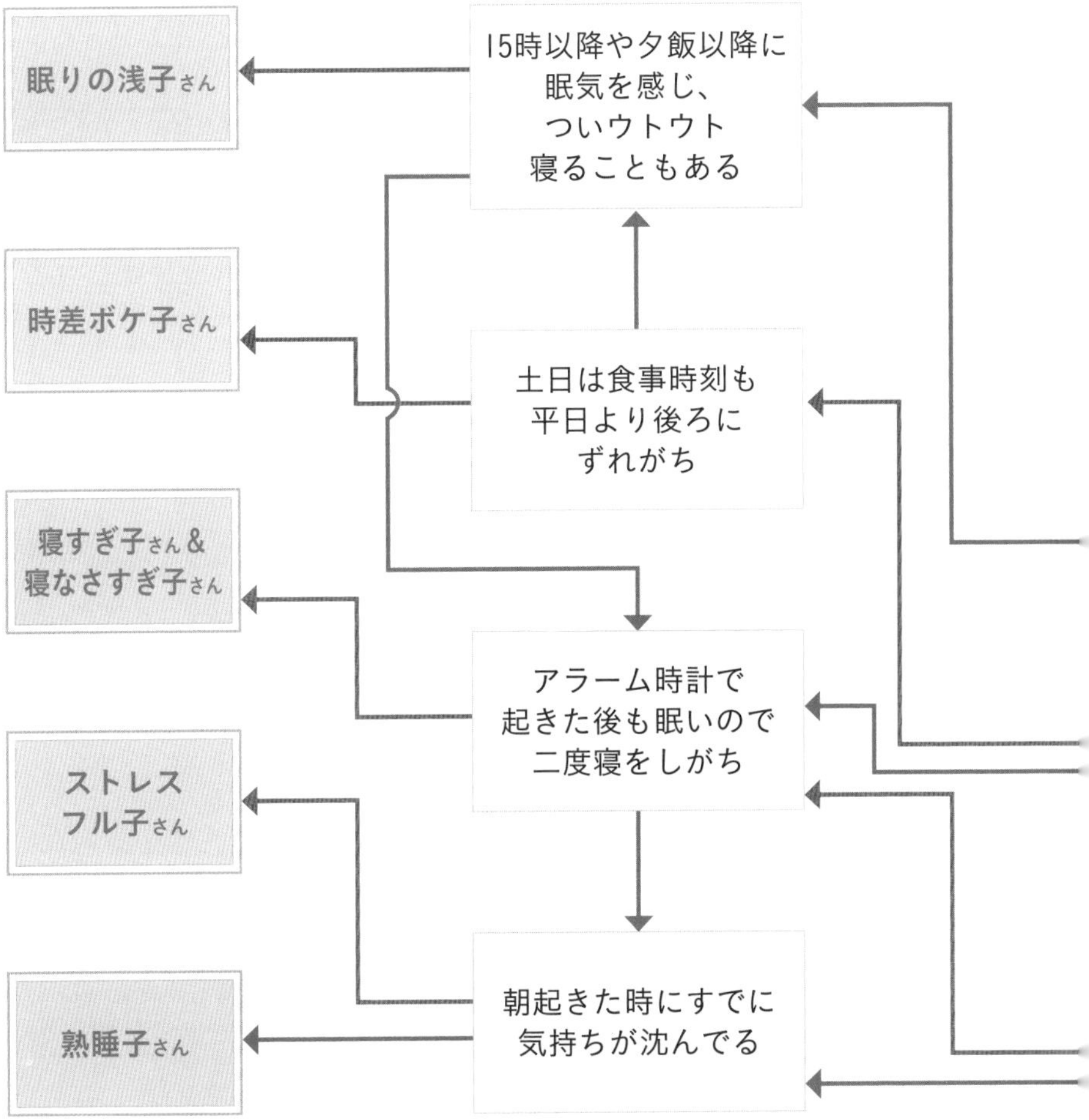

15時以降や夕飯以降に
眠気を感じ、
ついウトウト
寝ることもある

土日は食事時刻も
平日より後ろに
ずれがち

アラーム時計で
起きた後も眠いので
二度寝をしがち

朝起きた時にすでに
気持ちが沈んでる

眠りの浅子さん

時差ボケ子さん

寝すぎ子さん＆
寝なさすぎ子さん

ストレス
フル子さん

熟睡子さん

タイプ別の処方箋をCHECK!

diagnosis

睡眠課題タイプ別診断

熟睡スイッチCHECKシートであなたのタイプがわかったら、睡眠課題をさっそく確認！ 本当は全部読むべきだけど、指定のページは特に要CHECKの項目。うっとり美容で改善していきましょう。

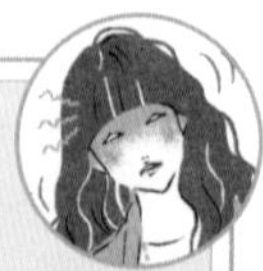

時差ボケ子さん

体内時計がずれている可能性が。日本にいながら海外にいったような時差ボケを経験しているかも。月曜日の朝、しんどい人が多いようです。

Let's CHAPTER 1〜3

その後、⇩でルーティンを変える！

- 朝の二度寝より、昼寝でハイパフォーマンス P.136
- 「月曜日がつらい」を解決する P.134
- 長期休みはキャンプへ行こう! P.140
- 休日のブランチは不美女の始まり!? P.150

◁本編へGO!

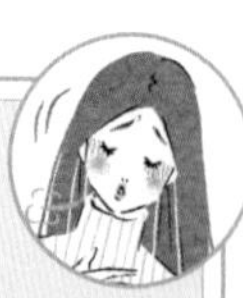

眠りの浅子さん

深い睡眠が適切な時間量に達していない可能性が。その場合は成長ホルモンがきちんと分泌されていないと考えられます。

Let's CHAPTER 1〜3

その後、⇩でルーティンを変える！

- 朝の二度寝より、昼寝でハイパフォーマンス P.136
- 40℃以下の極楽タイムで熟睡スイッチをONにする P.108
- 細胞レベルで目が覚める 朝の爽快ストレッチ P.138
- 3日坊主さんのための、ながらエクササイズ P.144

◁本編へGO!

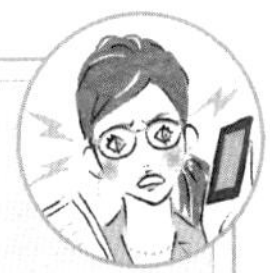

ストレスフル子さん

ご自身のストレス状態を適切に対処できていないようです。ストレス状態をまず自分で気づき、その上で論理的にクリアしていきましょう。

Let's CHAPTER 1〜3

その後、⇩でルーティンを変える！

- 寝る前のイライラの賢い対処法 P.86
- 「考える」ことで悩みがちな自分から卒業する! P.164
- ストレスの賢い対処法は、うっとり習慣のスペシャリテ P.166
- 考え方の幅が広げると熟睡スイッチがONになる P.168

◁本編へGO!

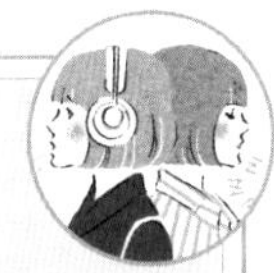

寝すぎ子さん＆寝なすぎ子さん

睡眠時間が短すぎるか長すぎるので6.5〜8時間を目指しましょう。確保できていても、浅い眠りの時に目覚めていないかもしれません。

Let's CHAPTER 1〜3

その後、⇩でルーティンを変える！

- 朝の二度寝より、昼寝でハイパフォーマンス P.136
- 40℃以下の極楽タイムで熟睡スイッチをONにする P.108
- 細胞レベルで目が覚める 朝の爽快ストレッチ P.138
- 「月曜日がつらい」を解決する P.134

◁本編へGO!

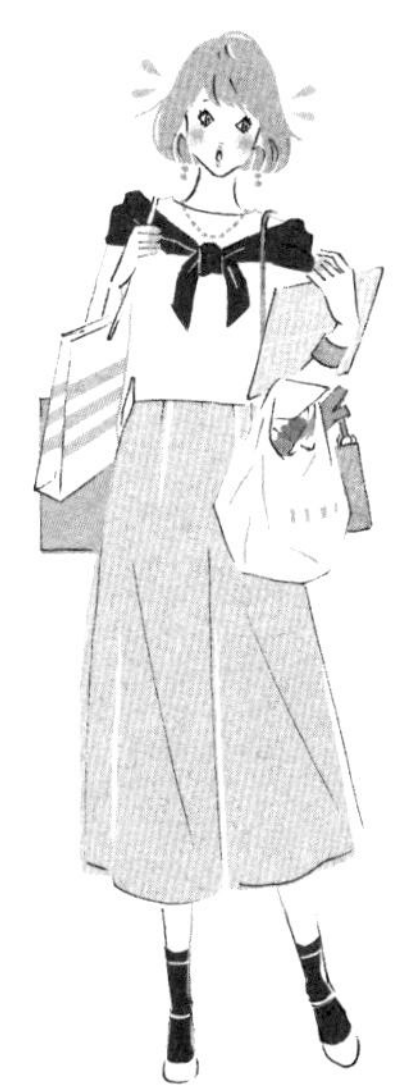

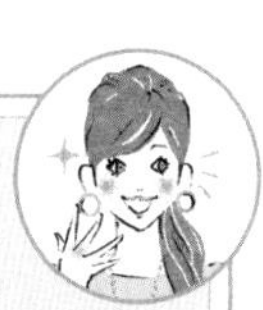

熟睡子さん

夜の眠りも身体も心も最高の状態です。さらによい眠りを手に入れて、今よりもっと美に磨きをかけちゃいましょう。

Let'sうっとりケア

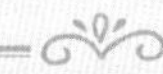

おさらいのつもりで全編を読み進めてみてください。いつも何気なくやっていることが、美しさの秘けつだと実感できることでしょう！

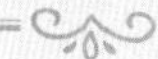

◁本編へGO!

CONTENTS

CHAPTER 2

就寝15分前の熟睡習慣

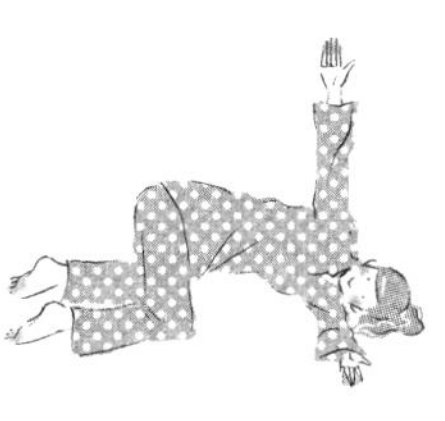
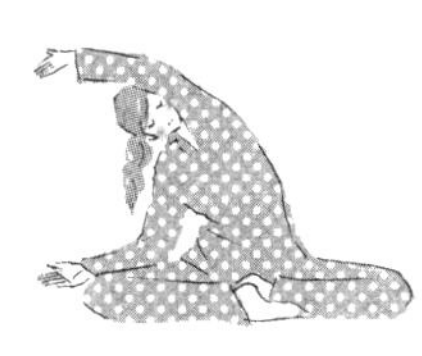

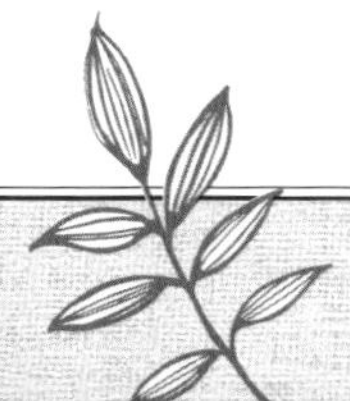

| CHAPTER 3 |

熟睡習慣のためのベッドルーム

| CHAPTER 4 |

熟睡美人のための入浴習慣

|CHAPTER 5|

もっと熟睡するためのお昼ルーティン

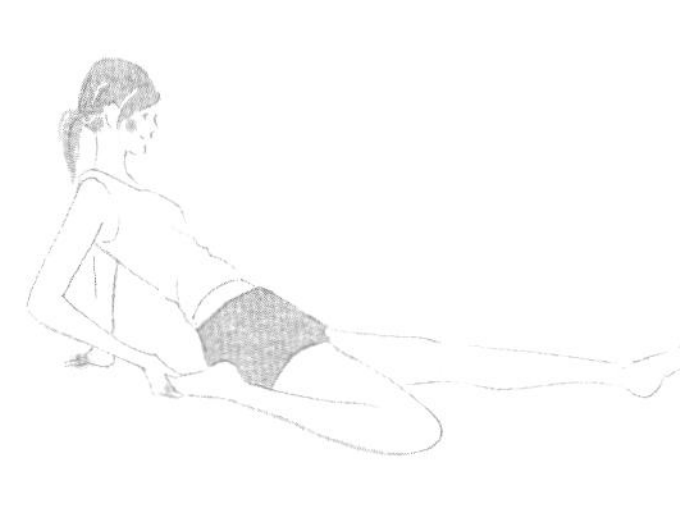

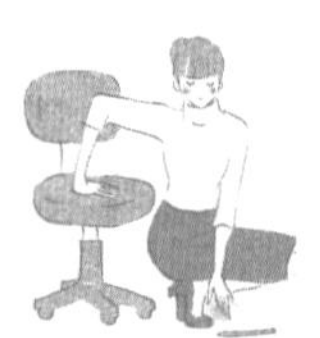

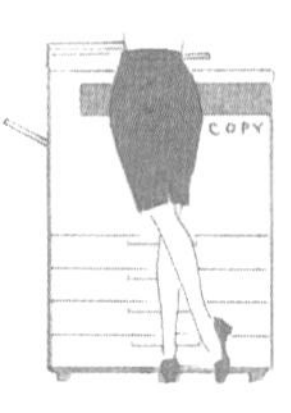
COPY

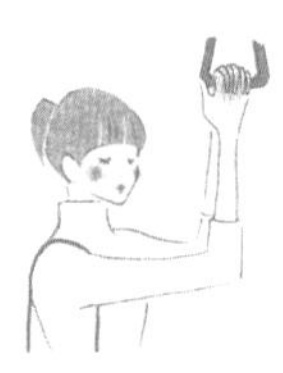

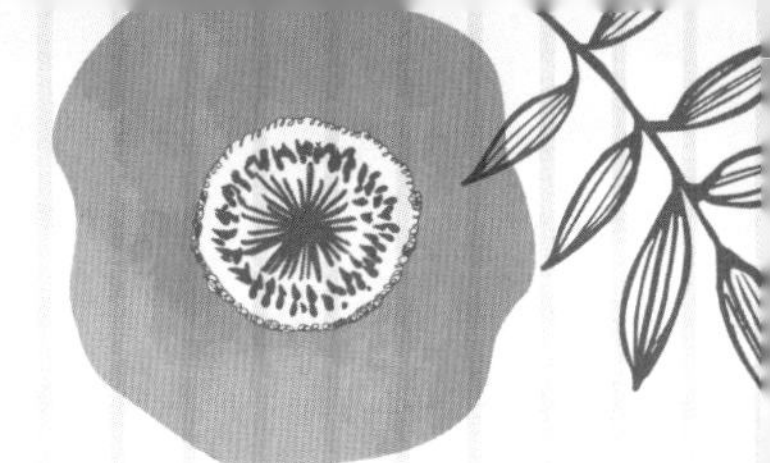

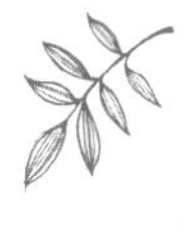

CHAPTER 

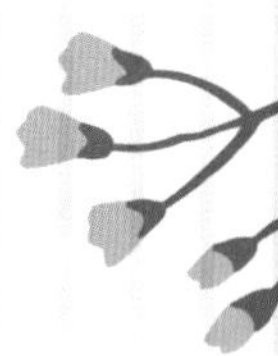

熟睡をつくる逆算メソッド

熟睡スイッチをONにするために重要なのは、起床・就寝・入浴・夕食時刻、そして就寝前にうっとりする時刻を「逆算」して決めること。体内時計と自律神経をメンテナンスして、熟睡美人になりましょう。

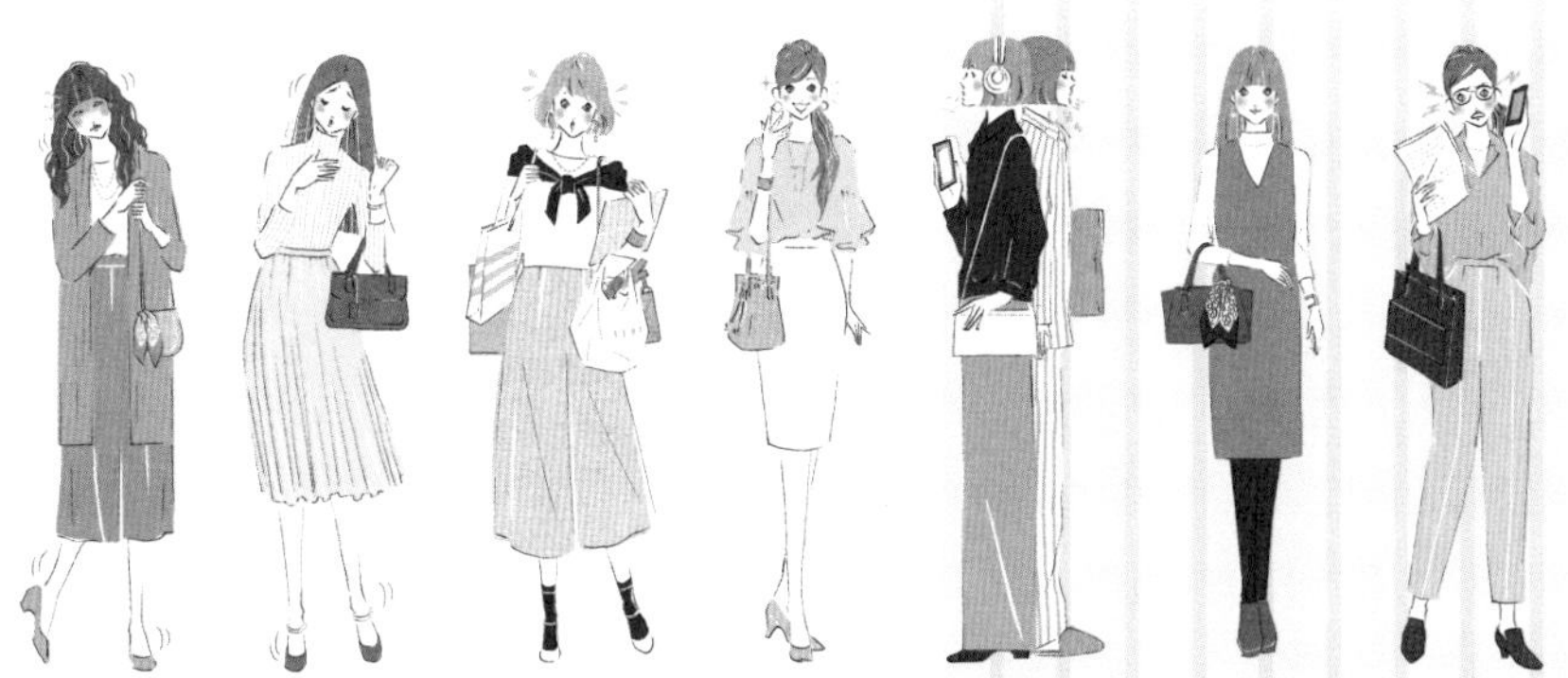

美人に生まれ変わるための6つの「最適時刻」

このタイプは要CHECK
時差ボケ子
眠りの浅子
寝すぎ子&寝なすぎ子
ストレスフル子

熟睡スイッチの故障を修理するために、まずあなたに行っていただきたいのが逆算美容です。

逆算美容とは、起床時刻から逆算して就寝や入浴、食事の最適時刻を設定すること。これにより、体内時計が整ってよい睡眠が得られ、美人に生まれ変わることができます。

一般的に人は太陽が昇ったら目覚め、太陽が沈んだら眠りますが、太陽の光や時計がなくたって、約24時間で睡眠周期や体温などの状態変化が起こります。

このように、身体の中で時計のように時を刻むメカニズム――これが「体内時計」です。

そして私たちの身体は、もっとも効率的に一日を過ごすための時間が体内時計によって決められています。

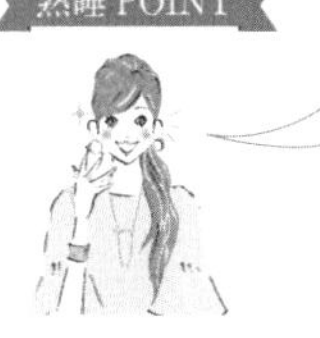

最近では24時間＋数分～数十分と、体内時計に個人差が存在することがわかっています。また、体温は夕方に高く、脳活動は太陽が高い時間に活性化し、眠りに必要なメラトニンというホルモン分泌や副交感神経は夜間に優位に働きます。

これは私たちの睡眠や体温、消化、月経周期、ホルモン分泌などにそれぞれの時間軸があり、それぞれが最高のパフォーマンスをしてくれる時刻が定まっているということなのです！ これってすごいこと！

例えば、消化をサポートする体制が整っている時間に食事を摂ると、胃腸に負担をかけずスムーズに消化してくれます。体温がまだ上がりきっていない時刻に起床しようとしても、なかなか気持ちよく起きられないのも、体内時計によるものです。だとしたら、最適な時刻で生活習慣を送るほうが、お得と言えますよね！

そうとわかれば善は急げ。逆算美容を行う上で決めるべきことは、次の6つです。

① 起床時刻
② 就寝時刻
③ 就寝前のうっとり習慣タイム
④ 入浴終了時刻
⑤ 入浴開始時刻
⑥ 夕食終了時刻

［ 熟睡子の場合 ］

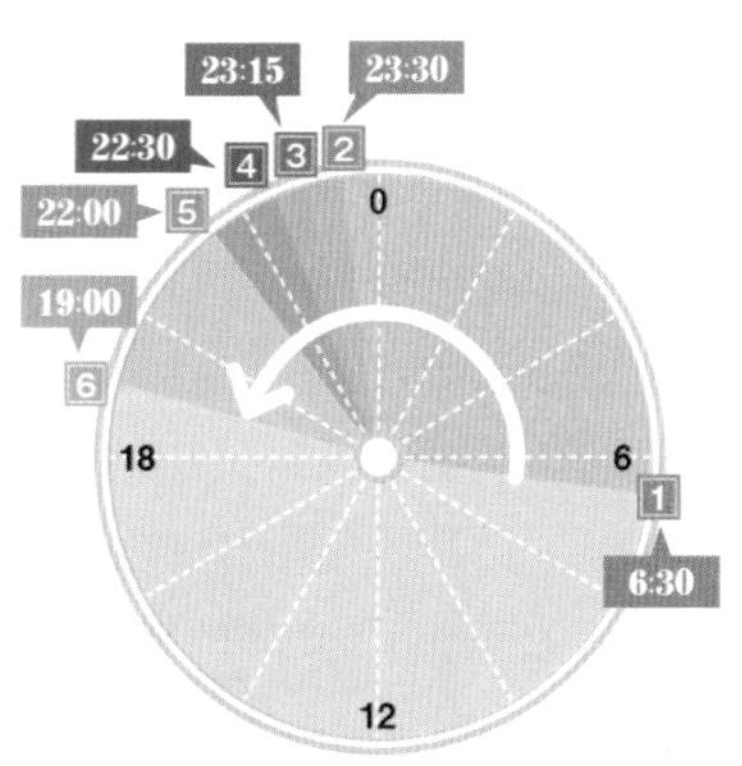

とある熟睡子の場合は6：30の起床時刻から逆算して就寝23：30、23：15からうっとり、入浴開始22：00、夕食終了19：30となります

起きる時刻は、家を出る時刻から逆算する

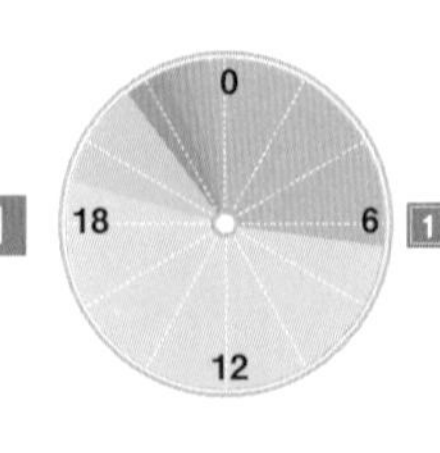

まずは起床時刻を設定しましょう。この時刻に起きたら、朝の光を十分に浴びながら穏やかに朝食を食べられ、落ち着いて身支度ができ、そして元気よく出勤できる、という時刻です。

起床時刻が早すぎると睡眠時間が短くなりますし、遅すぎると朝食の時間も、胃腸がリラックスする時間もなくなって便秘を促進してしまいます。そうならないために、起きてから家を出るまでの時間も逆算して決めましょう。

また、目覚まし音では起きられないからといって、起床したい時刻の例えば30分前から何度もスヌーズ機能を利用されている人はいませんか？　実は、**スヌーズ機能はすっきり寝起きの大敵**なのです。

なぜでしょう？　それを知るカギが「睡眠段階」です。

浅い・深いという言葉があるように、睡眠には段階があります。

このタイプは要CHECK

時差ボケ子

眠りの浅子

寝すぎ子＆寝なすぎ子

ストレスフル子

［ 睡眠時間とレム＆ノンレム睡眠出現パターン ］

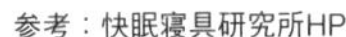

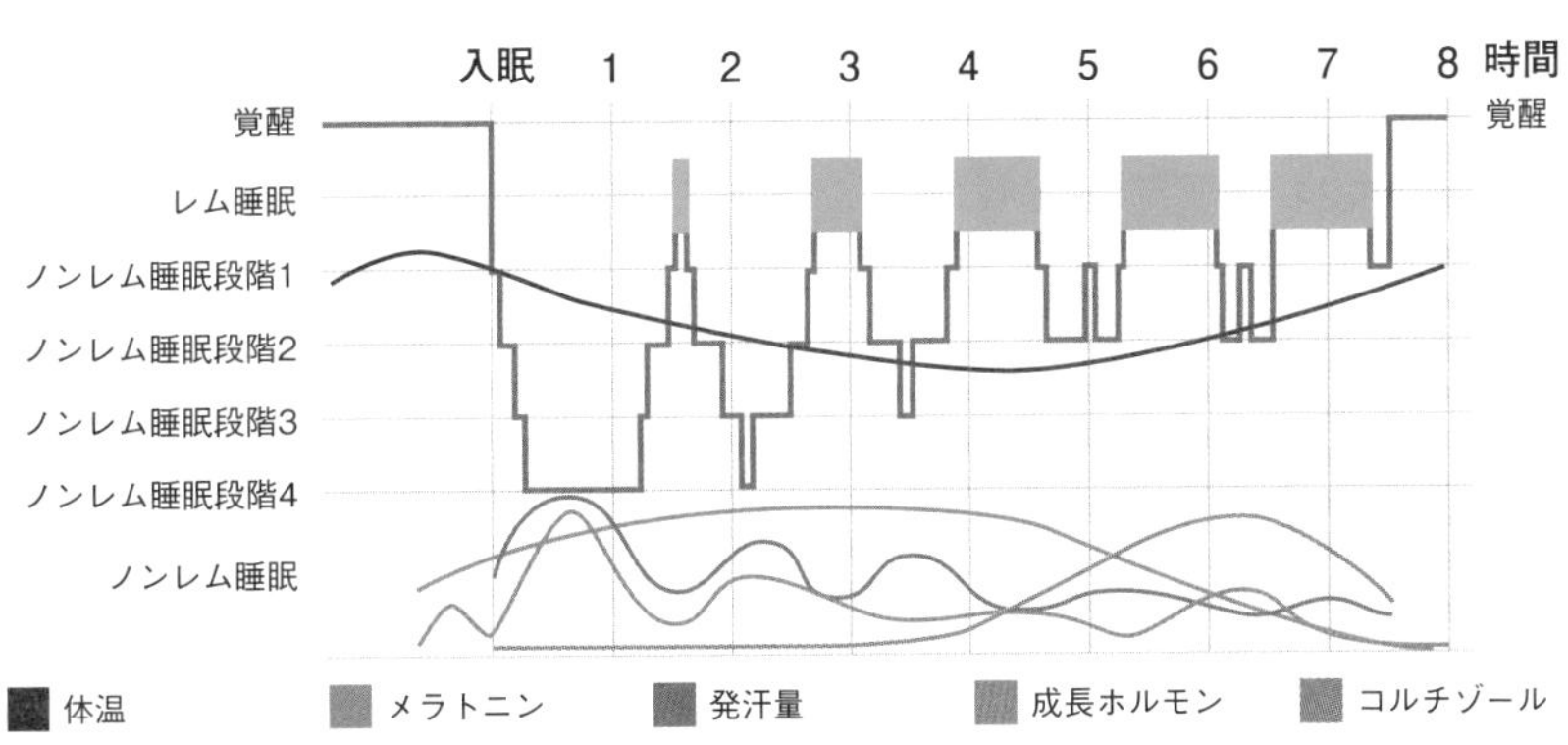

熟睡 POINT

レム睡眠（グラフ緑部分）は、脳が覚醒に近い状態の睡眠。とはいえ一概に「浅い眠り」とは言い難く、筋肉の弛緩が著しかったり、心拍数や呼吸数が著しく不規則だったりします。記憶や感情の整理や消去もしています。ノンレム睡眠は、脳を積極的に休息させ、熱を下げる睡眠です。浅いまどろみ状態からぐっすり熟睡状態まで幅があり、特に睡眠段階3〜4が重要。細胞修復や増殖を行いますが、中には深い睡眠が出現しない方も。

図のように、ノンレム睡眠は、1→2→3→4へと深くなったあと、4→3→2→1と浅くなっていき、その後、レム睡眠が出現します。この睡眠段階でもっとも重要なのは睡眠段階3〜4。本来は寝始めてから約3時間で80〜90％出現し、成長ホルモン分泌のトリガーになります。しかし、スヌーズ機能で何度も起きたり寝たりすることで、朝方出現するはずのない睡眠段階3〜4と同じ脳波が出現することがわかっています。

深い睡眠時にスッキリと目覚めようにも、無理なものは無理。だって、深夜2時頃にたたき起こされていることと同じなのですから……。ここは心を決めて、スヌーズ機能は利用しないようにしましょう。

起床時刻を定めるwork

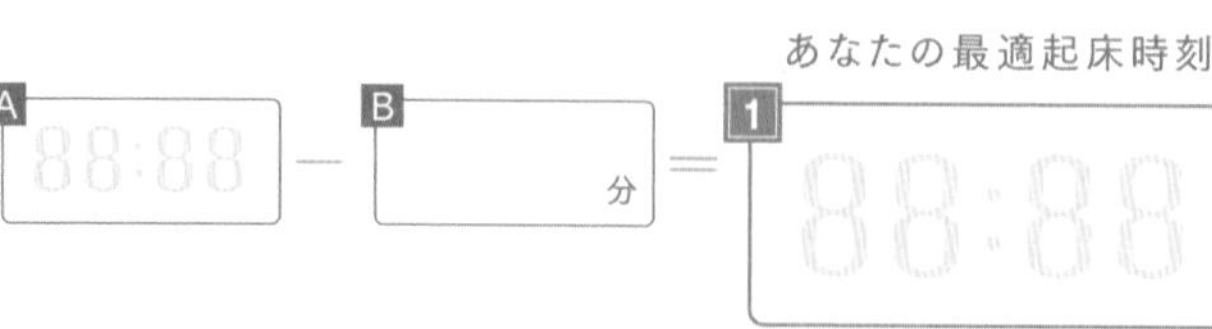

A 自宅を出る時刻は何時ですか？
B 身支度と朝食には何分かかりますか？

まずは出勤時刻を定めます。ポイントは、日の出時刻が遅い冬は〝頑張らない〟こと。日の出時刻よりも遅く起きるほうが、体に負担がなく、寝起きがすっきりします。早く出勤するのは、特に日照時間が短い12月と1月は避けたほうが◎。睡眠も確保され、日中の仕事のパフォーマンスが上がると言えます。出勤時刻が定まったら、身支度等の時間を逆算し、日の出時刻よりも遅い起床時刻を設定しましょう。最低でも15分以上かけて朝食を食べたり、落ち着いて身支度ができる時間を確保することが大切です。

出勤が1週間のうち数日だけ早い日があるならば、早いほうの時刻で揃えます。起床時刻が変わっても、体温のリズムは素早くそれに同調しないからです。結果、早く起きる日だけ体温が低い状態で起きることになり、寝起きが悪くなってしまいます。

体内時計は後ろにずれるのは楽でも前にずれるのはとても困難です。快適な毎日を送るためには、どうしても早く起きなければならない時刻で揃えるほうが、いいのです。毎日その時刻に起きるのはしんどい……ということであれば、就寝時刻を改善して、休日だけでなく365日すべての毎日の睡眠の質を高めましょう。

起床時刻が決まらないグループ

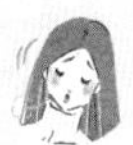

その日の予定がなければカーテンを締め切って、昼間は横になって寝ています……

既読 10：41

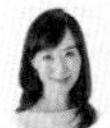

体内時計は 24 時間＋数十分だから、太陽を浴びなければ体内時計が後ろにずれてしまいますよ！
昼間に体を横にすると、夜の眠りが浅くなってしまいます！

10：42

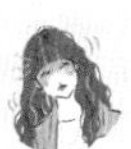

休日はいつも遅い時刻まで寝ています！
だって気持ちいいから……

既読 10：43

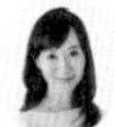

平日より 3 時間以上遅く起きてしまうと、立て直すのに水曜日までかかってしまう研究報告があるの。
……人生半分以上損しているってどう思う？

10：44

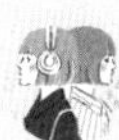

どうしても二度寝しちゃうから
スヌーズ機能はマストです！

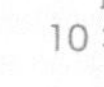

既読 10：46

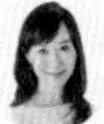

当たり前にスヌーズを設定されている方が多いけれど、自律神経は乱れるし、血圧は上がったり下がったり。
実は体にとって相当な負担がかかっていて、1 度目に起きたほうが寝起きは GOOD ！
寝ぼけは誰でもあって当たり前。
「寝足りない」はマボロシです！

10：47

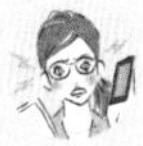

朝の寝起きがとても悪いです。。

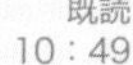

既読 10：49

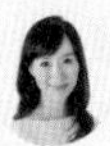

とにかく眠りの質を高めること、
そして睡眠時間を確保すること……
一つひとつ焦らず行っていきましょう。

10：50

最高の寝つきと寝起きを約束する就寝時刻

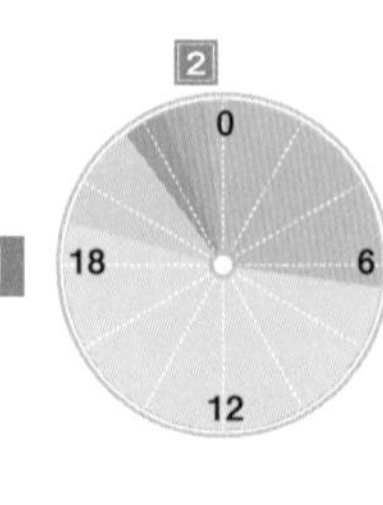

起床時刻を決めたら、次は就寝時刻です。

世界各国で行われている数百万人規模の追跡調査を統合すると、健康や美容、ダイエットに支障をきたさない睡眠時間は6時間30分〜8時間未満。日本でも10万人以上の調査で7時間という結果が出ています。

美人を目指すあなたも、基本的に**睡眠時間6時間半〜8時間は確保**できるよう、就寝時刻を定めましょう。

こう書くと、「眠りのサイクルは90分だったっけ……じゃあ7時間半眠ろう」という人が多いかもしれません。けれども、**最適睡眠時間には個人差があります。人によっては4時間だったり8時間だったりするのです。**

なぜなら、睡眠中はノンレム睡眠（60〜70分）とレム睡眠（10〜30分）を合わせて70〜100分の睡眠が、一晩のうちに4〜5回出現するからです。

このタイプは要CHECK

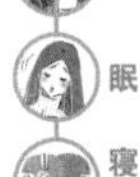

時差ボケ子

眠りの浅子

寝すぎ子&寝なすぎ子

ストレスフル子

熟睡 POINT

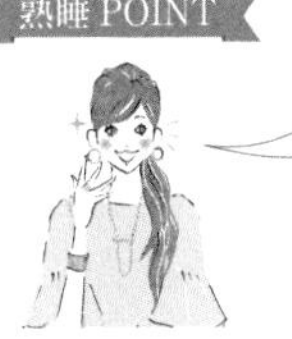

就寝時刻がバラバラになると、寝始めの成長ホルモンの分泌量に影響が出ます。何時に寝ても成長ホルモンの分泌量自体は変わりませんが、寝始めのもっとも深い眠りの時に、分泌されなくなってしまうのです。寝始めに最大量の成長ホルモンを分泌させるということが、体の修復においては大切なポイントになります。

というわけで、あなたの**最適睡眠時間を知るには、探ってみるほかありません。**

覚えておきたいのは、夏は睡眠時間が必然的に短くなる、ということです。

私たちの体内時計は地球の自転と公転の影響を受けており、日の出が早くなる夏は自然と起床時刻が少し早くなり、日の出が遅い冬は起床時刻が遅くなります。これは、夏の就寝時刻が遅くなれば、それだけ睡眠時間が短くなることを意味します。

テレワークなどで朝急いで起きる必要もない方は、就寝時刻が遅くなりがちです。そうすると、もっと長く寝られるし寝たいのに、早朝覚醒することが多くなります。睡眠時間が短いので、寝起きも最悪だったりします。「私は8時まで寝たいのに、なぜ眠れないのでしょうか。なぜ6時に起きてしまうのでしょうか」とおっしゃる方がいますが、夏に早く起きてしまうのは当たり前のこと。ですから、早期覚醒で悩んでいる方の多くは、むしろ体内時計がしっかり整っていると言えます。

問題なのは、「明日は遅くまで寝ていられるから、遅くまで起きておこう」という発想です。その日だけ就寝時刻を遅くしたからといって、その時間分、起床時刻が遅くなるわけではないのです。皆さんも休日、だいたい平日の起床時刻に自然と目が覚めたという経験をしているはず。

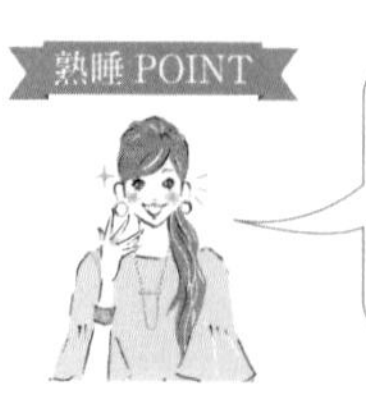

就寝してから3時間以内に目が覚める場合は、確実に眠りの質が悪いです。深部体温が低下する過程で就寝できていないかもしれません。本書を再度確認して良質な睡眠を整えてみてください。

そういう意味でも、就寝時刻は一定に、できれば夏場は早めに設定したいものです。

最悪なのは、寝足りないからと何度も二度寝をしてしまうこと。二度寝を繰り返し続けると自律神経に乱れが生じて、相当寝起きが悪くなります。寝ても寝ても寝足りないという状態です。

ちょっとくらいの「眠いな」という寝ぼけはあるのが自然です。睡眠が足りていないのかもしれないと勘違いして二度寝を繰り返しても、解消どころか、寝起きを最悪なものへ導くだけです。本当にやめましょう。

もしも二度寝が習慣づいてしまっているようなら、3日間でいいので二度寝をせず、太陽の光を浴びたり朝食を摂ったりしてみてください。はじめはつらいでしょう。二度寝が必要な体なのですから、もう寝たくて寝たくてたまらないと思います。でもそこはぐっと我慢して、昼寝で補うようにしてください（昼寝の詳細は136ページ）。

そうすると3日後、深い眠りの割合は増えるはず。もしくは睡眠サイクルが整って睡眠時間が長くなっているかもしれません。いずれにせよ、睡眠満足度は高まっているはずです。もしそれでも早朝覚醒が起こるならば、加齢によるもの、あるいはホルモンバランスによるものかもしれません。その場合は二度寝いただいても構いませんが、起きなければならない時刻の1時間前より後に目が覚めた場合は、それがあなたにとって最適な起床時刻。そのまま起きて活動したほうが、寝起きも夜の眠りの質も上がります。

[最適な睡眠時間の探り方]

睡眠時間を記録

1 **休日前夜に平日と同じ時刻に就寝し、目覚まし時計をかけずに自然に起床した睡眠時間を何度か記録。**

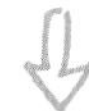

就寝時刻を調整

2 **理想の睡眠時間となるよう就寝時刻を調整。現状の睡眠時間とかなり差があるようなら、毎日15分ずつ前にずらします。**

Warning

日中の過ごし方や寝室環境によっても違いが出るため、目覚まし時計は最適な睡眠時間だと思う時間から10分後にセットすること。

Judgement

もしも目覚まし音で目覚めてしまったら、その睡眠時間では短いということ。一番よい寝覚めというのは、目覚まし音で起きるのではなく、浅い睡眠から自分の意志で自然に起きるものです。目覚まし音で起きてしまった場合、家を出る時刻から逆算した起床時刻を調整するのは難しいでしょうから、就寝時刻の調整が必要、ということになります。

熟睡POINT

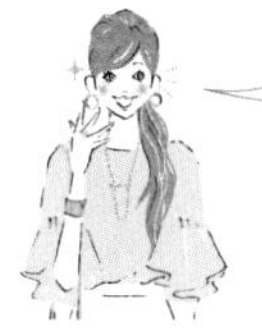

体内リズムや自律神経バランスが乱れている場合、寝ている途中に起きてしまったり、設定した起床時刻よりも数時間前に起きてしまったりと、最適な睡眠時間が確認できない可能性があります。該当する人は、仮の最適睡眠時間を定めたうえでCHAPTER 2のうっとり習慣に3日間チャレンジしてから探ってみましょう。

就寝時刻を
定める
work

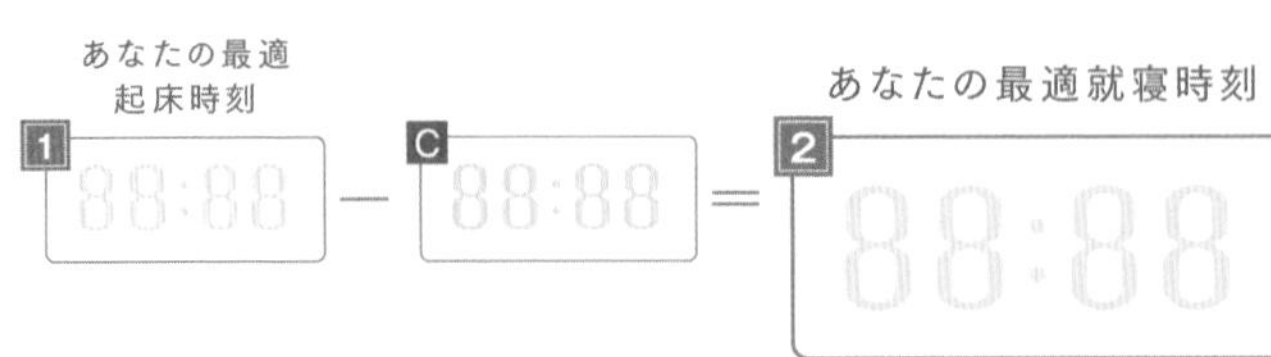

C 理想の睡眠時間は何時間ですか？

最適な睡眠時間は、個人差はありますが6時間半〜8時間未満です。夏は短く、冬は長くなる傾向にあります。普段の睡眠時間を目安に一旦睡眠時間を定めておきます。アラーム音で起きるのはどうしても体に負担がかかり、寝起きもあまりよくありません。ですから、例えば仮に睡眠時間にプラス10分としておき、アラーム時計は設定したとしても、音が鳴る前に起きれるように設定しましょう。就寝時刻は、起床時刻からその睡眠時間を足した時刻になります。

ちなみに、二度寝を必ずするテイで、起きなければならない時刻よりも何十分も早くからアラームを設定するのはNGです。単純に必要な睡眠時間が削られてしまいます。寝起きの悪さだけでなく睡眠の質の低下につながり、睡眠満足度が格段に下がります。

また、二度寝三度寝用に、スヌーズ機能を設定するのも避けたいものです。再度寝た後に深い眠りの脳波が出て、交感神経や血圧が低下するため、例えば5分後にアラーム音が鳴り響くと、無理矢理覚醒状態に戻されてしまいます。相当な寝ぼけ（睡眠慣性）が生じ、1度で起きた時よりも断然、寝起きが悪くなってしまいます。

就寝時刻を決められないグループ

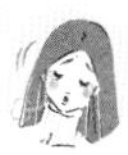

寝る前にいろいろ将来のことを考えてしまいます……

既読 10：41

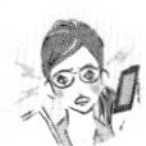

私も、寝る前にメールチェックしたり明日の準備をしたり、なかなか心が休まりません。。

既読 10：43

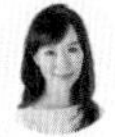

理性脳が低下しているから余計なことを考えがちになります。解決したいなら、理性脳が働く日中に行いましょう！
紙に明日考えることを書いておくとよいです。

10：46

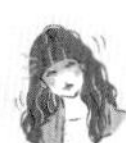

休日はいつも日付が変わるまでzoom飲みをしているよ！

既読 10：48

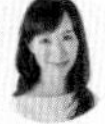

いつも午前中仕事にならないと悩んでたよね？
オリジナル時間割（53ページ）をルーティン化するワーク（56ページ）をしてみてみましょう！
遅くまで飲み会する場合も2日くらいなら続いてOK！
でも遅くまでの飲酒は確実に睡眠の質を下げます。
途中で抜け出してお風呂に入って、お風呂後は、電気を暗くしてズームも音声だけにしてみんなの声を子守唄に眠りにつくのもいいかも。

10：50

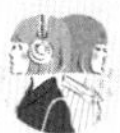

私たちも明日在宅とわかったら、つい夜更かししちゃいます……

既読 10：52

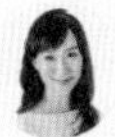

通勤しなければいけない朝は寝起きが悪くなりませんか？
ついリズムが後ろにずれがちだけど、不調の日と快調な日が混在するのはもったいない！
いつも快調にするには何をしたらいいか、考えてみましょう。

10：54

肌ツヤがよくなりプチ不調に効くうっとり習慣タイム

このタイプは要CHECK
時差ボケ子
眠りの浅子
寝すぎ子&寝なすぎ子
ストレスフル子

3 就寝前のうっとり習慣タイム

3
0
6
12
18

就寝時刻が決まったら、うっとり習慣の時間を確保しましょう。**就寝時刻までの15分間を「うっとり」過ごすことが、熟睡スイッチのケアにつながります。**けれどもなぜ、うっとり過ごす必要があるのでしょう？　それを知るには、自律神経について少しだけ知っておいたほうがいいでしょう。

自律神経とは、内臓や血圧、体温などを無意識のうちに調整している神経のことで、緊張や興奮の時に優位になりやすい交感神経と、落ち着いている時に優位になりやすい副交感神経があり、ふたつはアクセルとブレーキのような関係です。そして、体内時計の観点から夜は交感神経よりも副交感神経が優位になるようになっています。

けれども、もしあなたが、なんとなく体調が優れないプチ不調の自覚があるなら、夜に交感神経系が刺激されているのかもしれません。**本来は副交感神経が優位にならなければならない時に、交感神経が緊張している状態にあるというのが、自律神経のバラン**

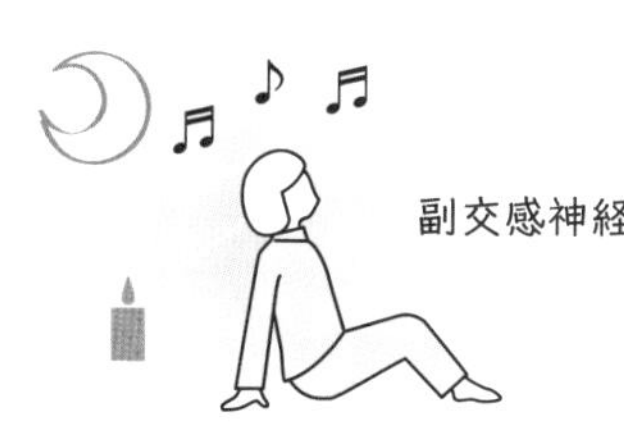

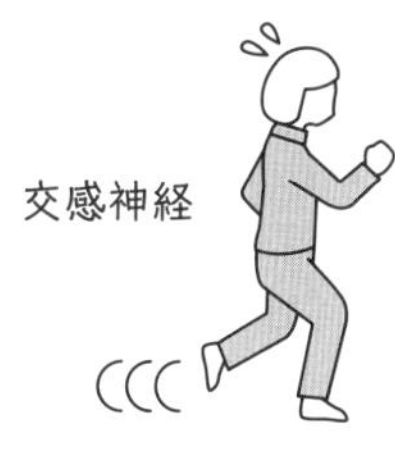

スの乱れの一番の原因なのです。 ここで、「うっとり」の登場です。

この「うっとり過ごす」という行為こそが、副交感神経を刺激し、熟睡スイッチのメンテナンスにつながります。 テレビを見て大笑いをしたり、友人と騒いだりする「リフレッシュ」は、もちろん生きる上で大切なことかもしれません。けれどもプチ不調改善にもっとも効率がよく、もっとも簡単な方法は、就寝前の時間をうっとり過ごすことなのです。

「私、今本当にうっとりしていて気持ちがいい…あぁ極楽……」

皆さんは、毎晩そのように思える時間を用意できていますか？　時間を決めてその空間にふわふわと浮いてみるだけで、高まっていた交感神経系がどんどん低下していき、自律神経のバランスが整ってきます。結果、肌ツヤが整い、心はとても穏やかになります。

なんとなく身体が優れないプチ不調の方の多くは、お風呂から上がってからバタバタと落ち着く時間もなく過ごしていたり、寝る直前までスマートフォンを利用していたり、うっとりとはかけ離れた生活を送られているはず。ストレッチをしたりアロマを焚いたり、ぜひ、ご自身が「うっとり」する過ごし方を見つけてください。具体的な方法は、CHAPTER2で解説しますね。

うっとり習慣タイムを定着させるwork

就寝時刻

2 [88:88] −15分 =

就寝前のうっとり習慣タイム

3 [88:88] ～ [88:88]

D 就寝時刻から15分前は何時ですか？ 15分だけ、テレビやスマホを封印する

うっとり習慣タイムは、自律神経の副交感神経を優位にする、熟睡につながるとても大切な時間です。ベッドの上で、15分間。その間にいつ寝てもいいという状態ですから、寝室は真っ暗にしておきます。間接照明やアロマなどを用いるなら、タイマーで自動で切れるようにしておくといいでしょう。

自律神経にも1日のリズムがあり、日中は交感神経が優位になって仕事や家事にはつらつと過ごすことができ、夜寝る前は副交感神経が優位に働き、休息方向に身体や心が向かいます。そんなうっとり習慣タイムにNGなのは、テレビやスマホ。テレビで暗いニュースを見ても、楽しいバラエティ番組を見ても、うっとりすることはできません。

仕事や家事、育児から解放された夜だからこそ、寝る前に逆に、いろいろなことが頭をよぎってしまって、自律神経が乱れ、その結果、スムーズに眠りに入れないことも多いです。テレワークなど自宅で仕事をされている方は、自律神経のメリハリがうまくつかず、寝る前までずっと仕事モードということもあるでしょう。だからこそ、この15分を大切にして、睡眠の質を向上させ、美容面でも健康面でもいい恩恵を受けましょう。

うっとり習慣タイムをサボりがちなグループ

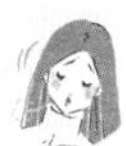

うっとりとはかけ離れた生活をしていると思います……

既読 10：41

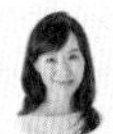

悩む前にまず行動！
大丈夫。必ず深く眠れるようになるから！

10：46

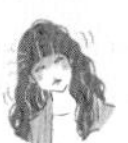

夜はテレビ観たりゲームしたりしてリラックスしてるよ！

既読 10：48

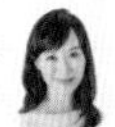

だらだらとうっとりは別！
しっかり副交感神経を優位にしましょう。
ゲームはリフレッシュになっていいから、
入浴前に楽しんでね。
ちなみにオンラインで会話しながらすると
オキシトシンが出て GOOD ！

10：50

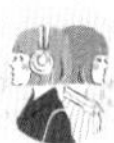

寝つきが良い時と悪い時があるの…
交感神経がたかぶっている……の？

既読 10：52

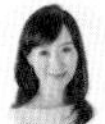

寝よう寝ようと思わず、
体の状態を眠りやすい体勢に整えるために、
ただただ、うっとりしよう！

10：54

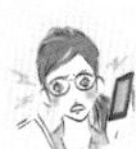

私も明日のことで頭がいっぱい。
リラックスの仕方が本当にわかりません。。

既読 10：43

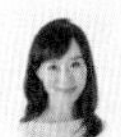

十分に計画して準備をしていれば、
ちょっとくらい寝不足でも自然に実行
できるから大丈夫（詳しくは 86 ページ）。
考えることは明日に回しましょう！

10：54

睡眠の質を大きく左右する入浴時刻

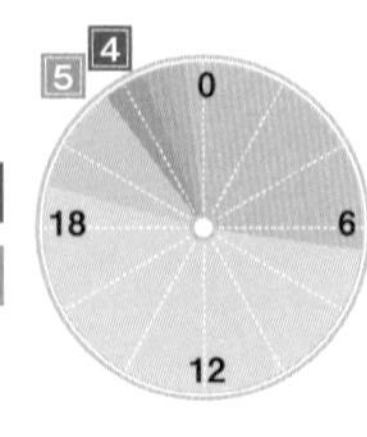

4 入浴終了時刻
5 入浴開始時刻

就寝前のうっとり習慣タイムが決まったら、次は入浴終了時刻です。**室温や入浴時間によっても違いますが、夏場は就寝の約1～2時間前に、冬は約30分～1時間前にお風呂から上がるようにしましょう。**ぐっすり眠るために味方につけたいのは、深部体温（脳や内臓など身体の中心部の温度）の低下。入浴で皮膚表面の血流が促進して体温が上がると、手足末端や皮膚表面から体外に熱が逃げるため、通常よりも深部体温が急降下します。

実は、この体温の上下変動幅が大きく、急降下するタイミングで眠りにつくと睡眠を持続させる時間が長くなるのです。**睡眠中に何度か起きてしまったり、朝方早い時間に起きてしまったりする方は、シャワーを浴びるだけで大きな深部体温の下降が見られなかったり、体温が高すぎる状態、もしくは体温が低すぎる状態で眠りについているのかもしれません。**

このタイプは要CHECK

時差ボケ子

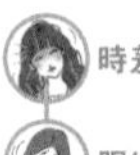
眠りの浅子

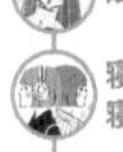
寝すぎ子&寝なすぎ子

ストレスフル子

［ 入浴で深部体温をコントロールする ］

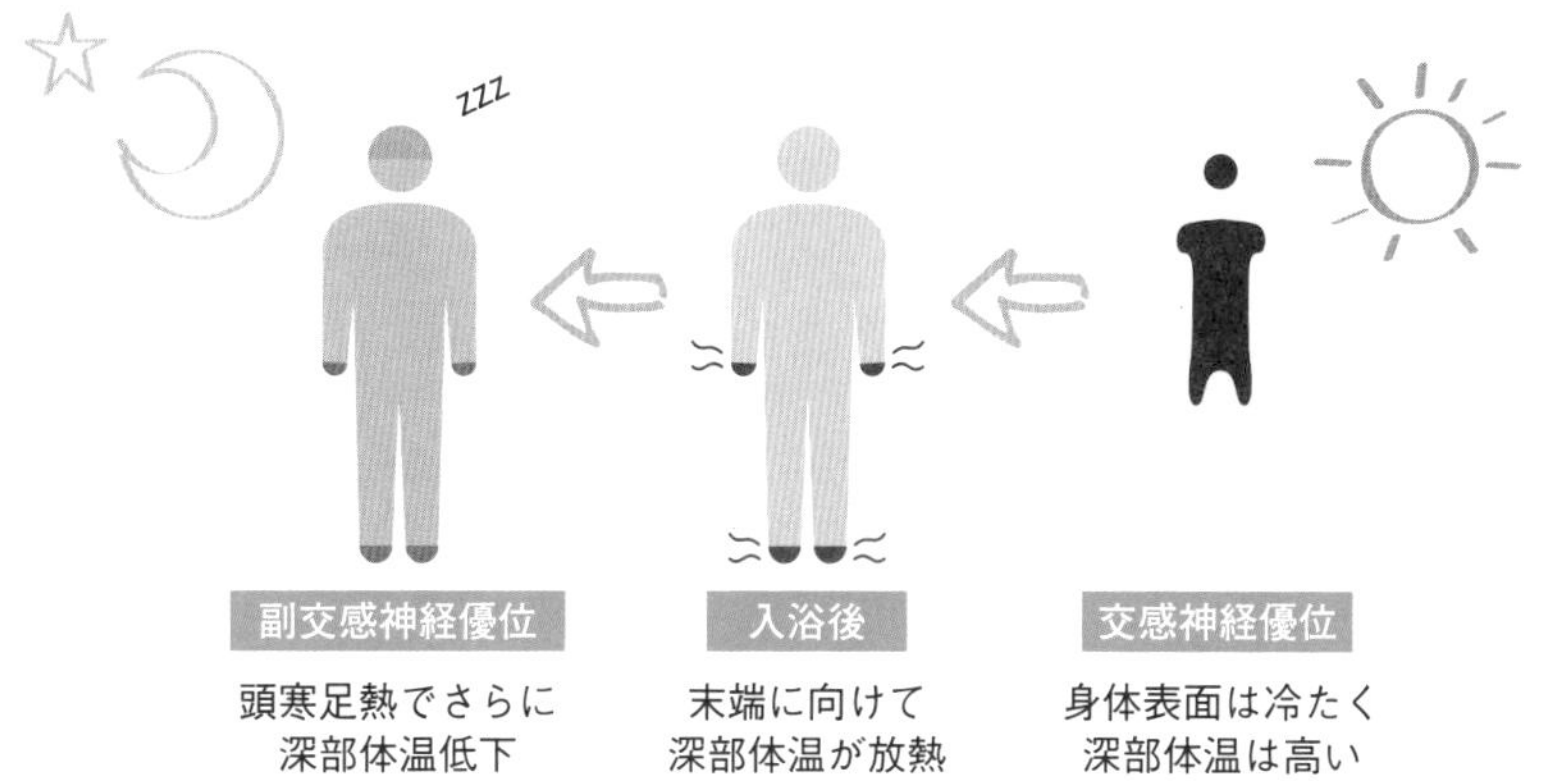

入浴開始時刻も決めましょう。

入浴の目的によって入浴時間は変わりますが、温熱効果を感じるために湯船に15分、そして髪の毛を洗うのに10分かかるとして計25分。予備時間5分を追加して、入浴終了時刻から逆算して少なくとも30分前には入浴しましょう。

就寝時刻だけを意識して夜を過ごすと、だらだらと時間が経過して、いつのまにか入浴や入浴後のうっとり習慣タイムがなくなってしまいがち。**就寝時刻よりむしろ、入浴開始時刻を必ず守るようにしましょう。**

［ 入浴終了時刻の目安 ］

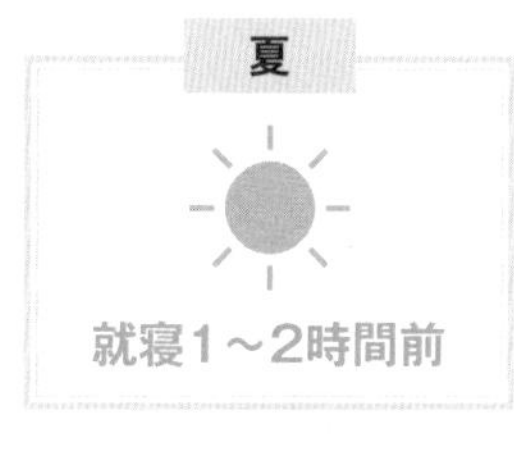

ぐっすり眠るためには入浴終了時刻がとっても大切！

入浴
開始時刻を
決める
work

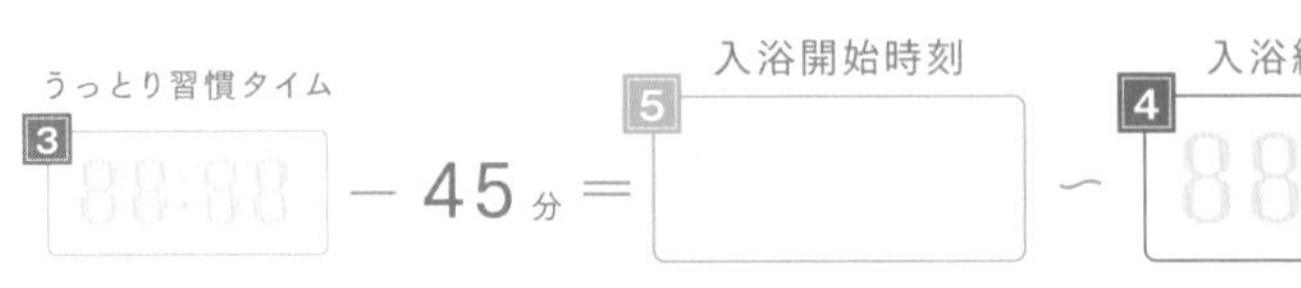

E 就寝時刻の1時間前は何時ですか？ シャワーで済ませるリスクを知る

深部体温がもっとも低い時刻は早朝4時、高い時刻は19時頃。だいたい21時頃から深部体温が下がり始め、就寝してからさらに下がるというリズムがあります。このリズムから外れた場合、睡眠に課題が出る可能性が高いとされています。特に生理前やピルを飲んでいる女性や日中長く昼寝をする方は、寝る前、寝始めてからも深部体温の低下が小さいことがわかってるので注意が必要。

良質な睡眠のためには深部体温を上げて急降下させることが重要です。そのためには40度のお風呂に15分つかる必要があります。39度以下では深部体温が上がるまで時間がかかり、長く入り続けることで乾燥肌にもなりかねません。全身浴で必要最低限だけ、つかりましょう。お風呂を沸かし始める時刻も定めておけば、「しまった！ もうこんな時間……」ということもありません。もし飲み会や仕事などが遅くまである場合は、お風呂の沸かし始めや入浴開始時刻を目指して帰宅するとよいでしょう。

シャワーの場合は深部体温が上がりません。入浴後、素早くベッドに入るように心がけましょう。

入浴開始時刻がバラつきがちなグループ

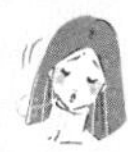

夕食後、うたた寝することがあって、そのままお風呂に入らず慌ててベッドに入ることも……

既読 10：41

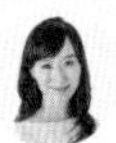

うたた寝は夜の眠りの質が格段に下がる要因。
体内時計自体も乱れている可能性があります！

10：46

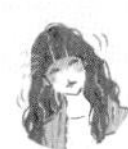

いつもシャワーで済まして
ゲームしてから気絶してるんですが……

既読 10：48

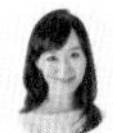

ゲームをしてからお風呂に入って
眠るように順番を変えましょう！

10：50

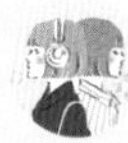

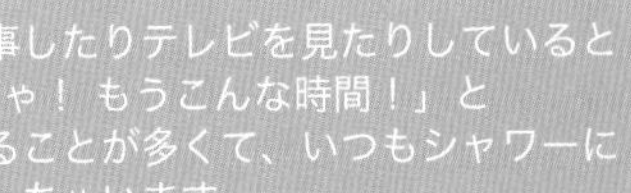

仕事したりテレビを見たりしていると「ぎゃ！ もうこんな時間！」となることが多くて、いつもシャワーになっちゃいます

既読 10：52

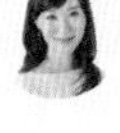

入浴開始時刻やお風呂を沸かす時刻を
あらかじめ決めておくとPERFECT！

10：54

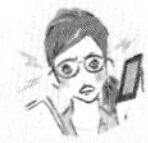

感染症対策で帰宅したらすぐにお風呂に浸かるようにしています……
就寝まで時間があきすぎてますかね。。

既読 10：43

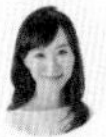

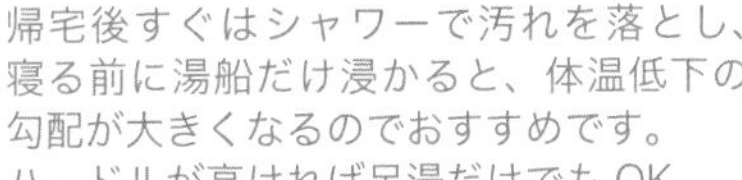

帰宅後すぐはシャワーで汚れを落とし、
寝る前に湯船だけ浸かると、体温低下の
勾配が大きくなるのでおすすめです。
ハードルが高ければ足湯だけでもOK

10：54

夕食の終了時刻は就寝4時間前までに！

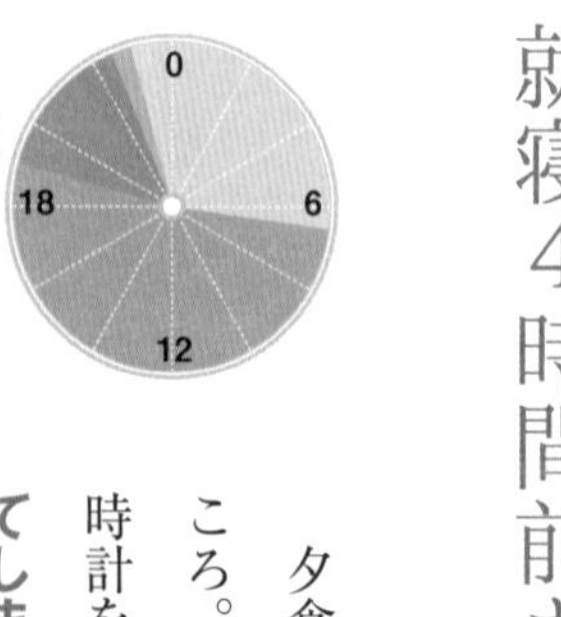

夕食の終了時刻は就寝3時間前と言わず、本来は4時間前には終わらせておきたいところ。食事は体内時計を正常にさせる役割も担っていて、夜遅くの食事はそれだけ体内時計を後ろにずらしてしまいます。**入浴や睡眠などで内臓の休息が必要な時間帯にかかってしまい、睡眠も消化も中途半端な活動になり、睡眠の質が下がったり翌朝の便秘につながる可能性も。**とはいえ個人差があるので、翌朝に空腹ならＯＫ。前日の夕食終了時刻を「最適」と判断します。逆に就寝4時間前に食べ終わったのに、翌朝に空腹を感じない場合は量を少なくしましょう。

また、夜遅くの食事は太りやすいという側面もあります。夜間は自律神経の副交感神経が優位になり、休息モード。消化器系の活動も低くなる一方、ＢＭＡＬ1という脂肪蓄積を促すたんぱく質が増加します。例えば２００９年の女子栄養大学の研究では、朝と夜遅くに同じ食事を摂った場合、後者は食事エネルギーの75％が脂肪として蓄積されることがわかっています。

このタイプは要CHECK

- 時差ボケ子
- 眠りの浅子
- 寝すぎ子＆寝なすぎ子
- ストレスフル子

[夕食の時刻で体重に差が出る！]

熟睡 POINT
最適な栄養摂取量と運動を揃えても、食事の時刻が乱れるだけで肥満度が上がることが確認されています。だから、食べる時刻はとっても大事！

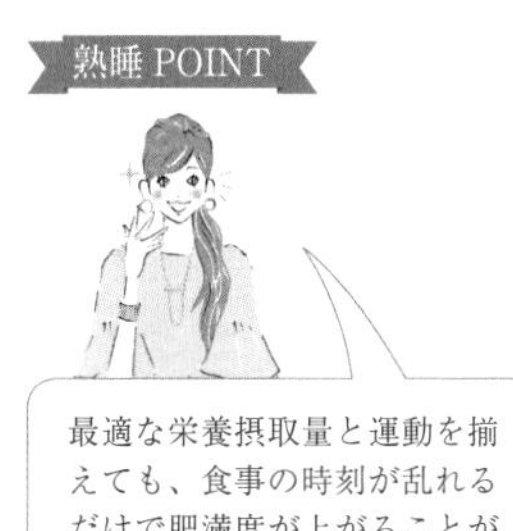

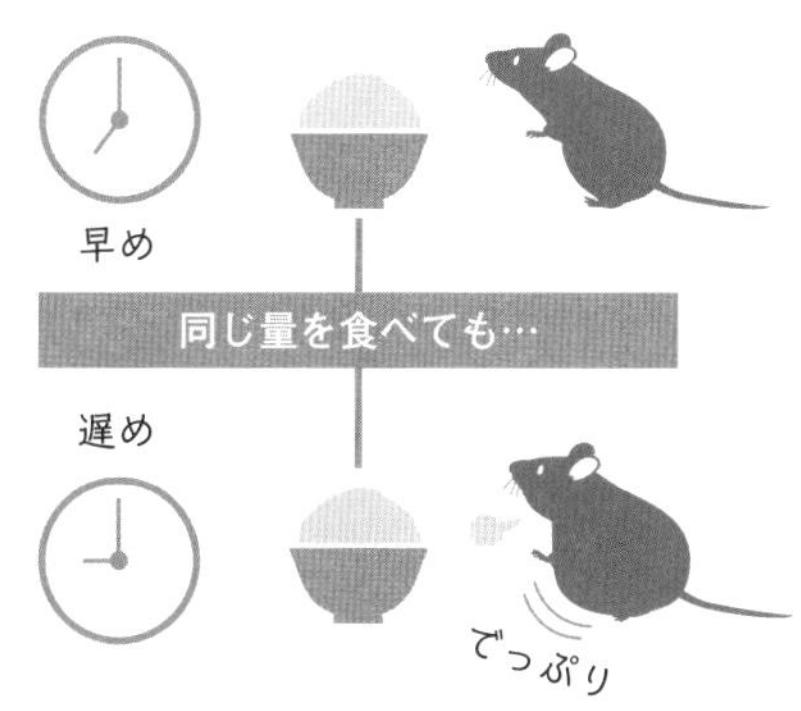

同じく2009年に発表された名古屋大学のラットの研究でも、食事タイミングが乱れるだけで血中コレステロールが増加することがわかっています。

といっても、お仕事でどうしても難しい方もいることでしょう。**遅い時間の食事が避けられない場合は、夕食を2回に分ける分食をしましょう。**詳しくは後述しましたのでご覧ください（152ページ）。食事内容以上に、食事時刻が大事なのです。

ちなみに、朝食は午前中のパフォーマンスを上げるためにも必ず摂るようにしましょう。バランスのとれた朝食は、様々な体内時計のリズムをメンテナンスして活動を高めてくれます。体内時計のリズムが整っていれば、正午までに体温を約1・5℃も上昇させられるほどです。けれども朝食を抜いた場合、体温上昇はわずかにとどまるということが女子栄養大学の研究でわかっています。午前中にエンジンがかからないのは、体温や血圧が低い証拠。朝の食欲がなく、朝食欠食になっているのであれば、単純に夕飯を早めたり、睡眠改善に力を注ぐようにしましょう。

夕食
開始時刻を
決める
work

就寝時刻

2 88:88 — 4～5時間 = 6 88:88 ～ 88:88

夕食終了時刻

D 朝、お腹は減っていますか？

はい いつも夕食を摂り終えている時刻は？
いいえ 就寝時刻から4時間前の時刻は？

3食の中でももっとも睡眠に影響を与える夕食のポイントは2つ——夕食時刻を大きくずらさない、就寝4時間前に摂る。後者は量を少なめにすれば、3時間前でもOKです。夕食の時刻がコロコロ変わると、消化活動の体内時計が乱れ、自律神経のリズムまでおかしくなってしまいます。とはいえ、就寝の何時間前に食事するのがベストかは、消化スピードの個人差にもよります。

まずは朝の食欲の有無を確認しましょう。朝、お腹が空いているということは、十分に胃腸が修復している状態を意味します。その状態で食べ物が胃に入ると、大きな反射が起こり便通がよくなります。朝に食欲がない方は、たいてい夕食の時刻が定まっていなかったり、遅い時刻になっているケースが多いようです。そして、そういった方々は、便秘のリスクが高いというデータもあります。

夕食の開始時刻、終了時刻の最適を知るリトマス試験紙は、「朝の食欲の有無」。確認して、それぞれの時刻を定めましょう。

夕食終了時刻が定まらないグループ

既読
10：41

仕事が終わってからのほうがスッキリするから、いつも21時すぎにご飯を食べます……

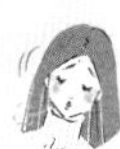

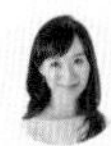

気持ちはとてもわかります。
でも、深い眠りをつくるには、
夕食の時刻はとっても大事。
残業する前提で先に食べておいてもいいかも。

10：46

既読
10：48

私も遅い時刻になりがちかな。でも、早く食べられるときは早く食べるようにしてますね〜

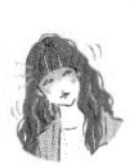

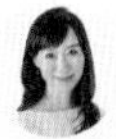

夕食の時刻はコロコロ変えないほうが◎。
まずは基準となる時刻を決めておいて、
遅くなりそうなら分食をするか、先に食べに行くことをおすすめします。

10：50

既読
10：52

土日はブランチだし、平日の夕食なんていつもバラバラ

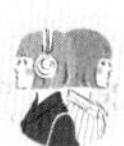

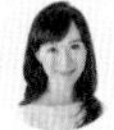

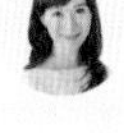

食事の時刻で大事な順は、夕食＞朝食＞昼食。
まずは就寝起床時刻を定めることからはじめてみて！

10：54

既読
10：43

私も早い時間に食べなきゃと思うけど、
自炊が大事と聞いたことがあるから
頑張って作って食べています。。

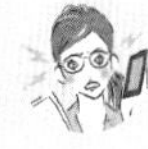

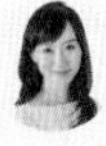

自炊をして食べる時刻が遅くなるくらいなら、
外で食べたほうが断然、
身体にとっても心にとってもいいです。
頑張りすぎないことが大切！

10：54

理想的な熟睡のルーティンを知っておきましょう

6つの最適時刻を決めたら、起床してから夕食までのルーティンも押さえておきましょう。体内時計をコントロールしている大きな力は「光」。例えば北欧の冬は極端に日照時間が短いことから、体内時計が乱れがち。これが自律神経にも影響を及ぼし、うつ病患者の増加につながっています。

同様に夜の光過剰も問題です。例えば、自然光が5ルクスなのに対し、自宅では500ルクスという約100倍もの不自然な光を私たちは浴びています。夕方以降のあり得ない光は美の天敵！ 目指すはラグジュアリーホテルの寝室です。

また、**朝の光はとっても大切。心と身体の健康を保つセロトニンがきちんと分泌され、日中ハツラツとやる気に満ちあふれて過ごせます。**オランダの王立脳研究所の研究では、日中の光は強い抗酸化作用のあるメラトニンの分泌量を正常にすることがわかっています。**夜の眠りがよければ、お肌や髪がつやつや！ 太陽光は天然の美容液なのです。**

まずは朝、可能ならベランダにそのまま出てしまいましょう。1分程度で構いません。

熟睡 POINT

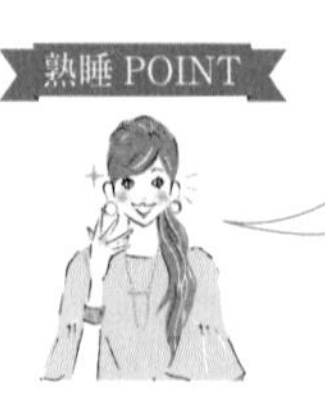

朝一番の光を浴びる際、一定のリズムで軽い運動をすると、身体はより覚醒します。本格的な運動は夕方に行ったほうが睡眠にとってはよいので、深呼吸をしながら両手を上げて下ろす程度の動作を数回繰り返すだけでOKです。

このタイプは要CHECK

時差ボケ子

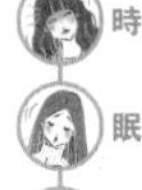

眠りの浅子

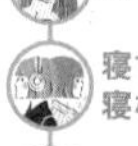

寝すぎ子&寝なすぎ子

ストレスフル子

熟睡 POINT

昼間の活動量が減ると体温のメリハリがきかず、睡眠に影響を及ぼします。せめて8000歩は歩きたいもの。だいたい10分歩くと1000歩です。スマホに歩数を図れる無料のアプリを入れてみて、1日に何歩歩いているか確認してみてください。今の歩数に＋1000するなら、たった10分でOKです。

この時、必ず目の網膜で光を感じること。そうすることで脳に信号が送られ、体内時計が整う効果があります。シミやシワが気になる方は、スプレータイプの日焼け止めを窓の近くに置いておき、シュッとひと吹き。短時間なので、洗顔前でも構いません。洗顔時に一緒に流して再度塗布してください。もちろん、太陽の直視はＮＧです。

ベランダに出るのが億劫なら、お気に入りのサンダルや素敵な椅子とテーブルを用意したり、観葉植物を置いたり、家庭菜園を始めたりするのも手。気持ちが変われば、習慣も変わるものです。

朝食は起きてから30分以内に食べ始めること。遅くとも60分以内に食べ始めたほうが、体内時計がより整います。

もしも朝の光が部屋に差し込まないおうちの場合は、起きてから3時間以内に外に出ましょう。外に行く用事がなければ、つくってしまいましょう。

私はいつも息子と、保育園に行く前に大きな公園へ散歩に出かけるのですが、毎朝、老夫婦が色違いのリュックサックを背負って仲睦まじく歩いていて、とても素敵に感じました。健康的な朝デートはおすすめです。サロンの生徒さんの中には、あえてペットを飼った方もいらっしゃいます。「自分のためとわかってはいても散歩には行けない。でも、この子のためになら行動に移せる」と思って犬を飼い始め、毎朝の習慣にできたそうです。

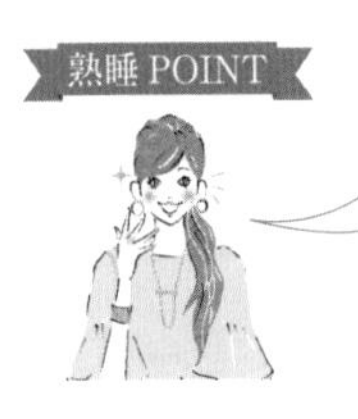

散歩する際の服は1マイルファッションで。部屋着でも、ちょっと買い物にも行けるようなラフな格好です。いつでも出発できるよう、朝起きたらすぐに着替えておくことも大事です。今はマスクがないとお店にも入れないので、すっぴんでもOK。帽子をかぶれば、髪をセットする必要もありません。

朝のメールチェックを外で行うと決めるのもいいです。朝、近くの公園で、テレビ会議をしている方を見かけたこともあります。「何時に何をするか」だけでなく、新しい時代は「どこでするのか（Where）」も一緒に決めておくとよいでしょう。いずれにせよ注意したいのは、サングラスをかけないということです。網膜に光を取り入れることが大事なのです。

テレワークなどで外にどうしても出られない、という方は高照度機の導入も検討を。雨の日も曇りの日も、デスクに置くなどして光を浴びましょう。

ちなみに、夕方の散歩は体温上昇につながるのでＧＯＯＤですが、日中まったく日光を浴びていない状態で夕方以降に外出するのはＮＧです。夕方に高照度の光を浴びると、体内時計が後ろにずれることがわかっています。寝つきも寝起きも悪くなる原因となるので、朝の光は必ず浴びるようにしてください。

習慣というのは面白いもので、いい習慣を取り入れるなら、頭で考えるだけで終わらさずに、まずはやってみることが大切です。それで、「仕事がはかどった」とか「良質な睡眠がとれた」といった成果を実感して続けたくなれば、元の生活に戻りにくくなるのです。

イヤイヤやっていたら、それは長続きしません。何か自分にとってワクワクするようなことを取り入れることが大切です。

[熟睡のための照度の目安]

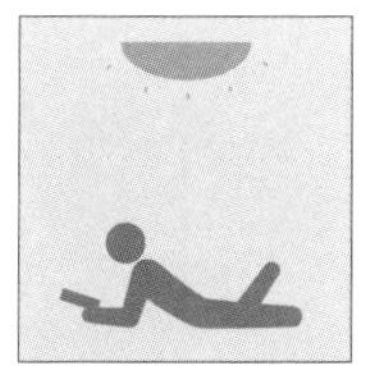
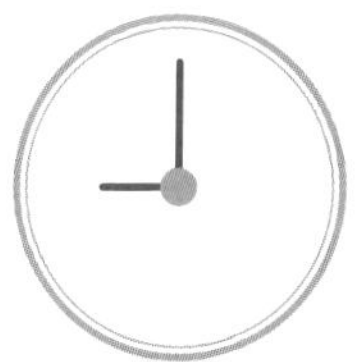

就寝2時間前

徐々に照度を下げていき、明るさは暗く、色温度は低く温かい色を設定。

オレンジの電球色に

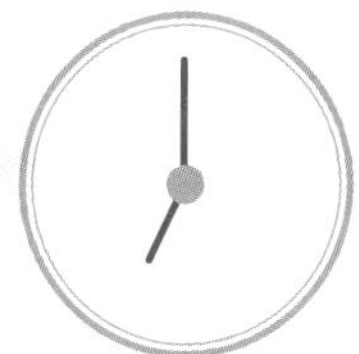

夕食時

高級ホテルのディナータイムくらいの明るさがベスト。コンビニの照度は500ルクス強が多いので、利用は夕方まで。

300ルクス

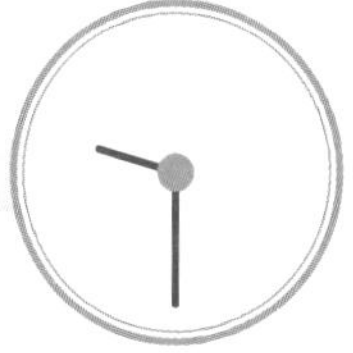

お風呂

意外にお風呂場の照度は高いので、基本的に電気はOFF。脱衣所の光だけで入りましょう。逆に脱衣所にいる時はお風呂場の電気をつけて、こちらも電気をOFFに。

150〜300ルクス

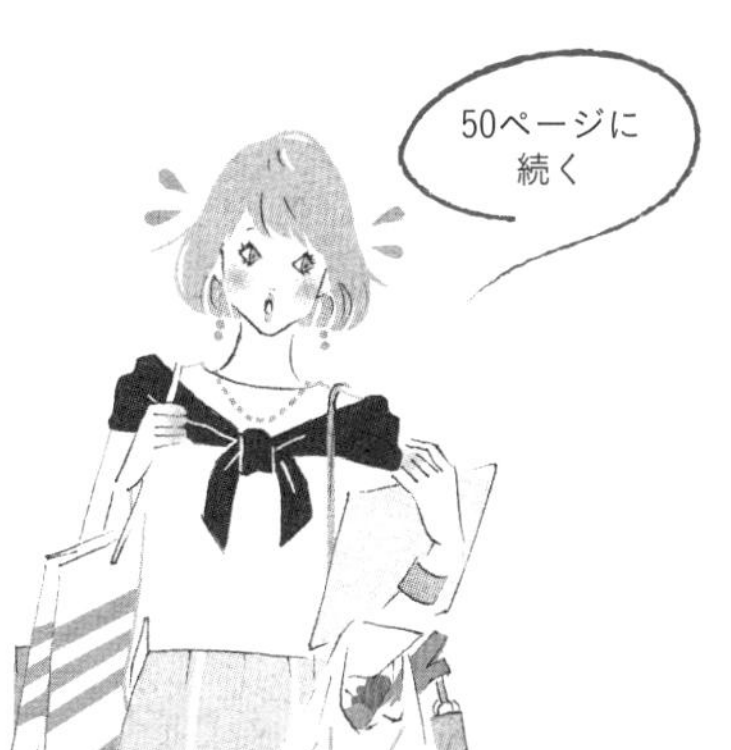

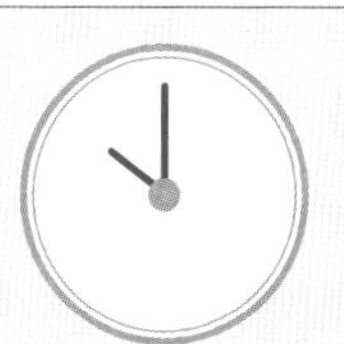

寝る前にスマホ卒業宣言!

寝る前までスマホを見ている方は今日こそ卒業を！ カフェインの何倍もの覚醒に加え、体内時計も後ろにずれ、寝起きが最悪に。スマホには、380〜495ナノメートル前後の光の中でもっとも強いブルーライトが使われています。ですから、青色の波長成分を含むスマホやTV、PCの夜間利用は睡眠を阻害する大きな問題点。もしどうしても見る必要があるのなら、せめてブルーライトカットメガネをかけましょう。JINSの調べでは、青色光の半分をカットしたメガネを利用すると、深い睡眠時間が30分間延長したという報告があります。

熟睡のための照度の目安

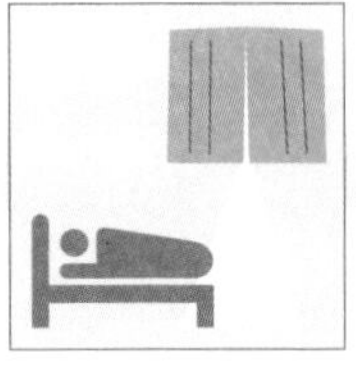
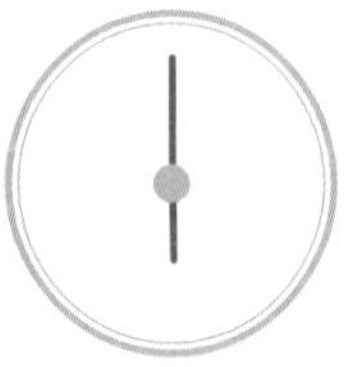

起床30分前

カーテン隙間からのまぶたを通した光が感覚刺激となり、脳活動レベルをアップ！ 浅い睡眠へと誘導し、寝覚めが爽快。

100〜180ルクスまでUP

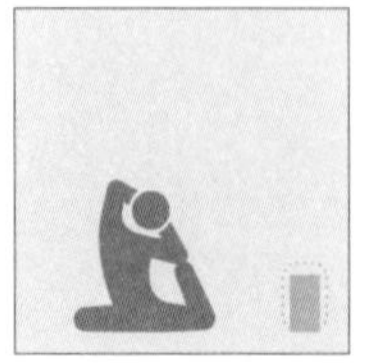
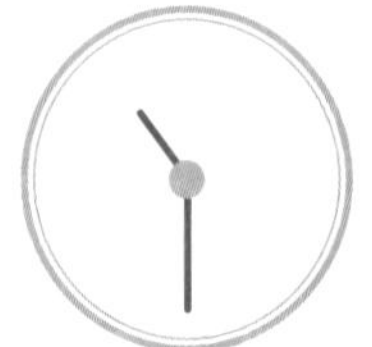

就寝1時間前

眠りを促すメラトニンの分泌のため、間接照明などフロアランプにチェンジ。

150ルクス以下

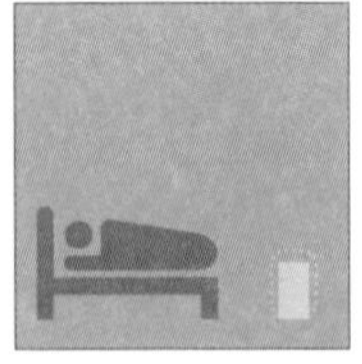
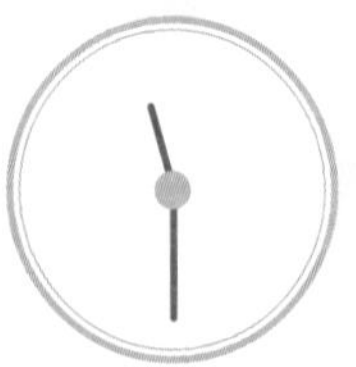

就寝時

カーテンは開けずに眠るのが正解。冬は外が暗いので、開けても開けなくてもOKですが、日の出が早い夏は早期覚醒の原因となるので、遮光カーテンは必須。特に都会だと、夜でも街灯の光が眩しく感じられることが多いので注意を。就寝時の明かりはできるだけ小さく。まぶたの前で手をかざして光が感じられるようなら、まだ明るいかも。空気清浄機やエアコンのライトが明るく感じられたら、テープを貼って隠しましょう。

0.3〜1ルクス

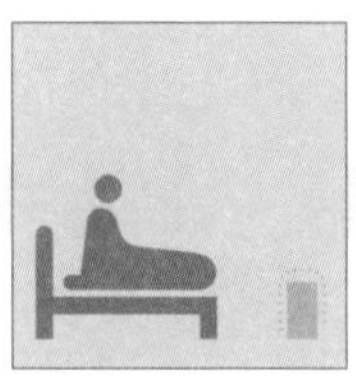

寝る30分前

キャンドルや間接照明のみ灯し、文字が読めるか読めないかというほどの光に。

30ルクス以下

熟睡 POINT

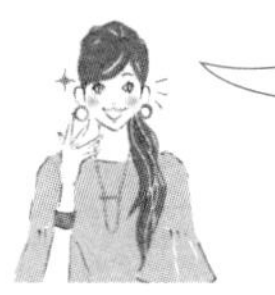

私は寝室で天井の照明を基本的に使っていません。照明をつけるのは、掃除の時くらいです。

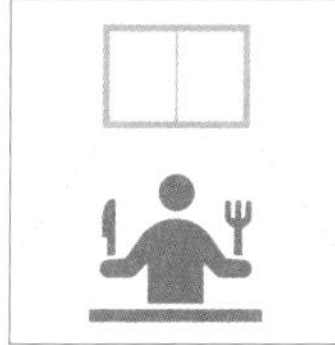
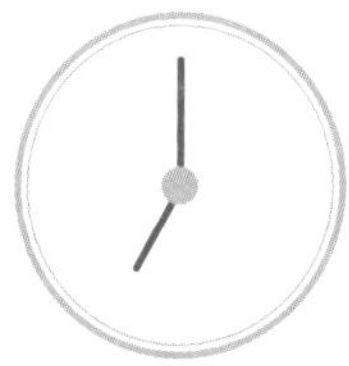

朝食

東や南方向の窓際で朝食を。最低30分以上しっかり浴びること。

1000ルクス以上

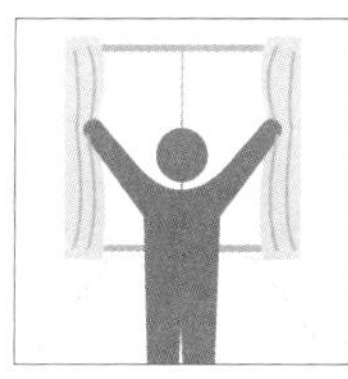
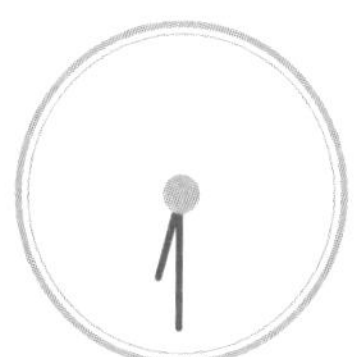

起床時

カーテンと窓を全開に！ 深部体温が上昇して覚醒状態が加速。

カーテン全開

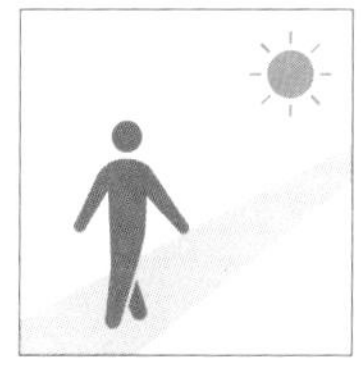
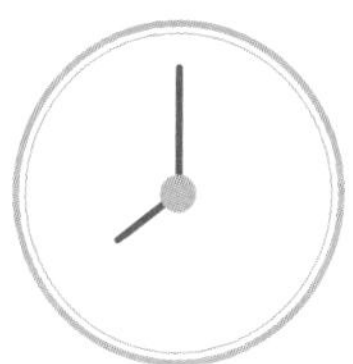

午前中

起床から３時間以内に日光浴。駅まで遠回りするなどして工夫しましょう。外に出て紫外線を浴びることでビタミンDが生成されます。晴れた日だけでなく、雨曇りの日こそ外に出るべき。

2500ルクス以上

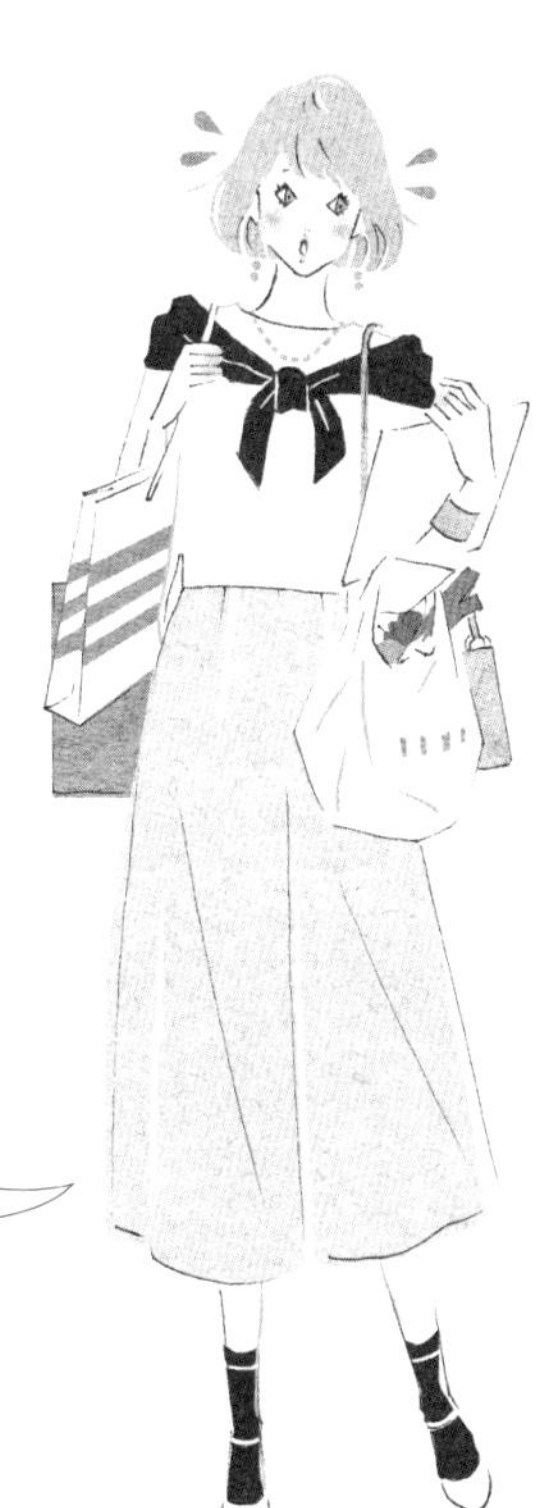

起床後2時間以上日当りの悪い室内にいると、体内時計がずれて就寝時刻が遅れやすくなるという研究も。光が入らないリビングの場合は、積極的に外出しましょう！

あなたのうっとりできるオリジナル時間割を作りましょう！

あなたの「最適時刻」を日中のルーティンも含めて書き込んでいきましょう。起きる時刻から逆算して、あなただけの時間割をつくってみてください。最初から「きっちりやろう！」と意気込みすぎてもよくないけれど、まずは3日間は頑張りましょう！

このタイプは要CHECK

時差ボケ子

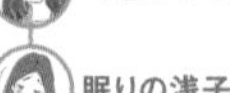
眠りの浅子

寝すぎ子&寝なすぎ子

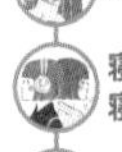
ストレスフル子

熟睡子の！ 熟睡スイッチをONにする時間割設定

起きる時刻から逆算

6 19：30 夕食終了時刻／就寝4時間前

食事の消化にかかる時間から逆算。翌朝の食欲の有無で最適時刻かどうかは判断を。

5 4 22：00〜22：30 入浴タイム お風呂から上がるのは、就寝30分〜2時間前

眠くなるのは湯船につかって上がった体温が下がる時。となると寝る30〜2時間前を目安に上がって。

3 23：15〜 就寝前のうっとり習慣タイム 就寝15分前

自律神経をケアします。ストレッチやアロマなどで副交感神経を刺激。

2 23：30 就寝時刻

何時に眠るかは何時に起きるかで決めること。ミランダ・カーは7時間睡眠。

1 6：30 起床時刻

起きたらカーテンを開けて朝の光をしっかり浴びて、体内時計をリセット。

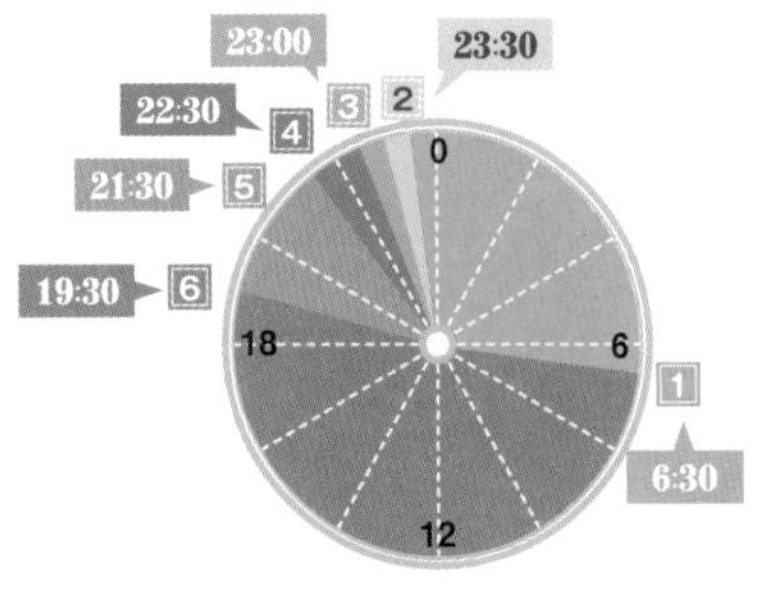

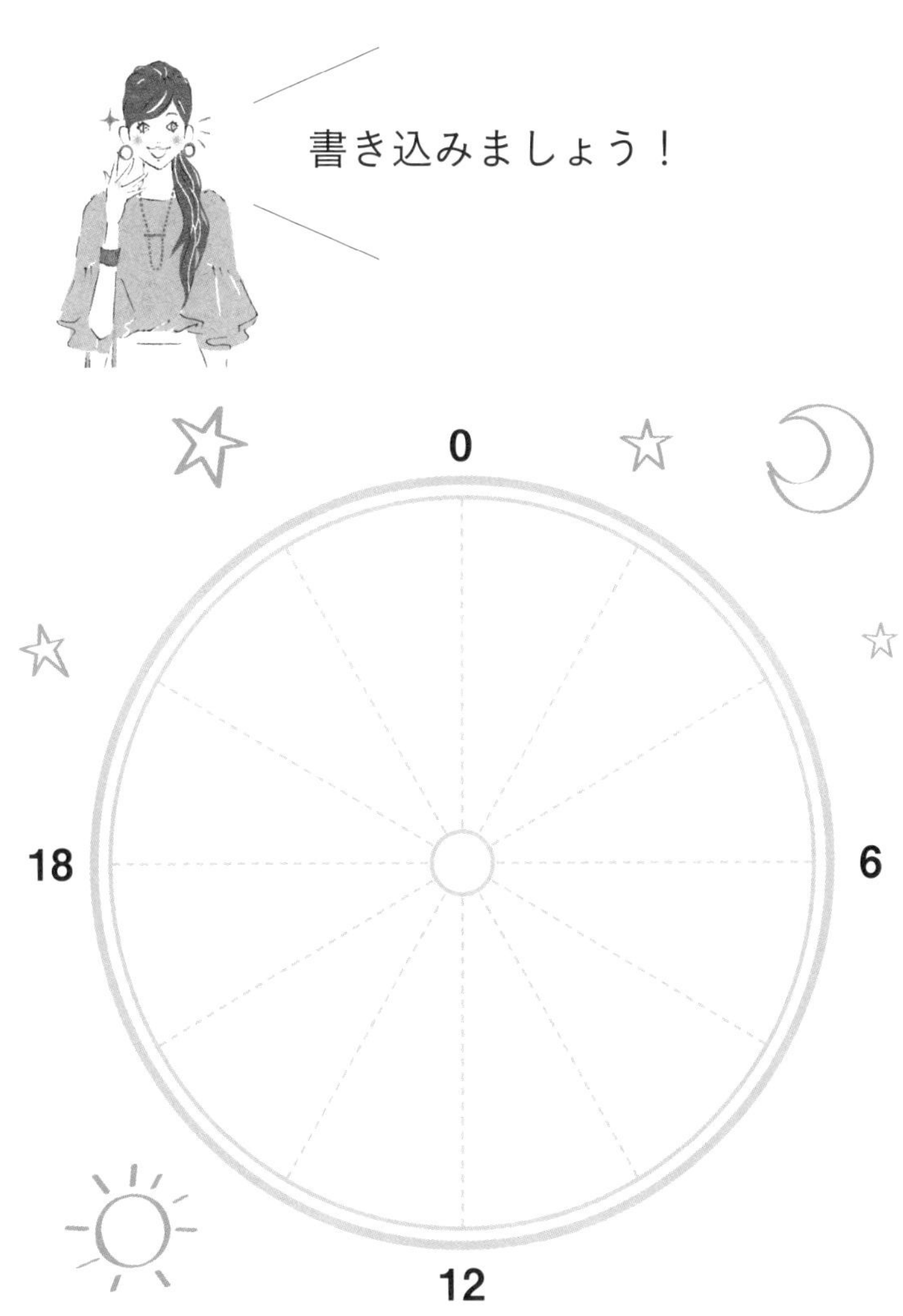

時間を決められるなんて、小学生みたい？
でもね、時刻をコントロールすることは、体内時計を整えること。
これこそが、熟睡スイッチの最高のメンテナンス！
美人をつくる第一歩なのです。

オリジナル時間割は中間目標を立ててルーティン化！

このタイプは要CHECK

時差ボケ子

眠りの浅子

寝すぎ子&寝なすぎ子

ストレスフル子

6つの最適時刻を定めて、体内時計を整える——やったほうが自分にとっていいことだけど、本当は面倒ということもあると思います。そんな時は、**別の目的を考えてみる**というのも1つの手です。熟睡スイッチをONにするのが目的だけれども、そのための課題を認識して、どんな行動をすればいいかを考えるのです。考えて、具体的に行動すれば、悩みは自然と解決します。

私の例をご紹介します。

自宅から歩いて20分のところ、保育園と逆の方向に図書館があります。2週間に1度、朝保育園に行く前に、この図書館に行くようにしています。保育園は9時半には着いておきたいのですが、図書館は9時オープン。だから5分で本を一緒に選び、25分くらいかけて保育園に歩いて行っているのです。もし間に合わなかったとしても、太陽を浴びる機会が増えるので、それもありかと考えました。

図書館への往復40分と聞くと結構ハードルが高いと思われるかもしれないし、自転車

熟睡POINT

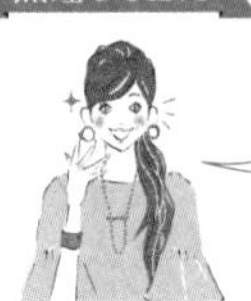

最大目標は、「熟睡スイッチをONにする！」よりも大きな目標、例えば「子どもを授かる」でも「昇格する」でもOK！

[目標と中間目標――マイルストーンを立てていく]

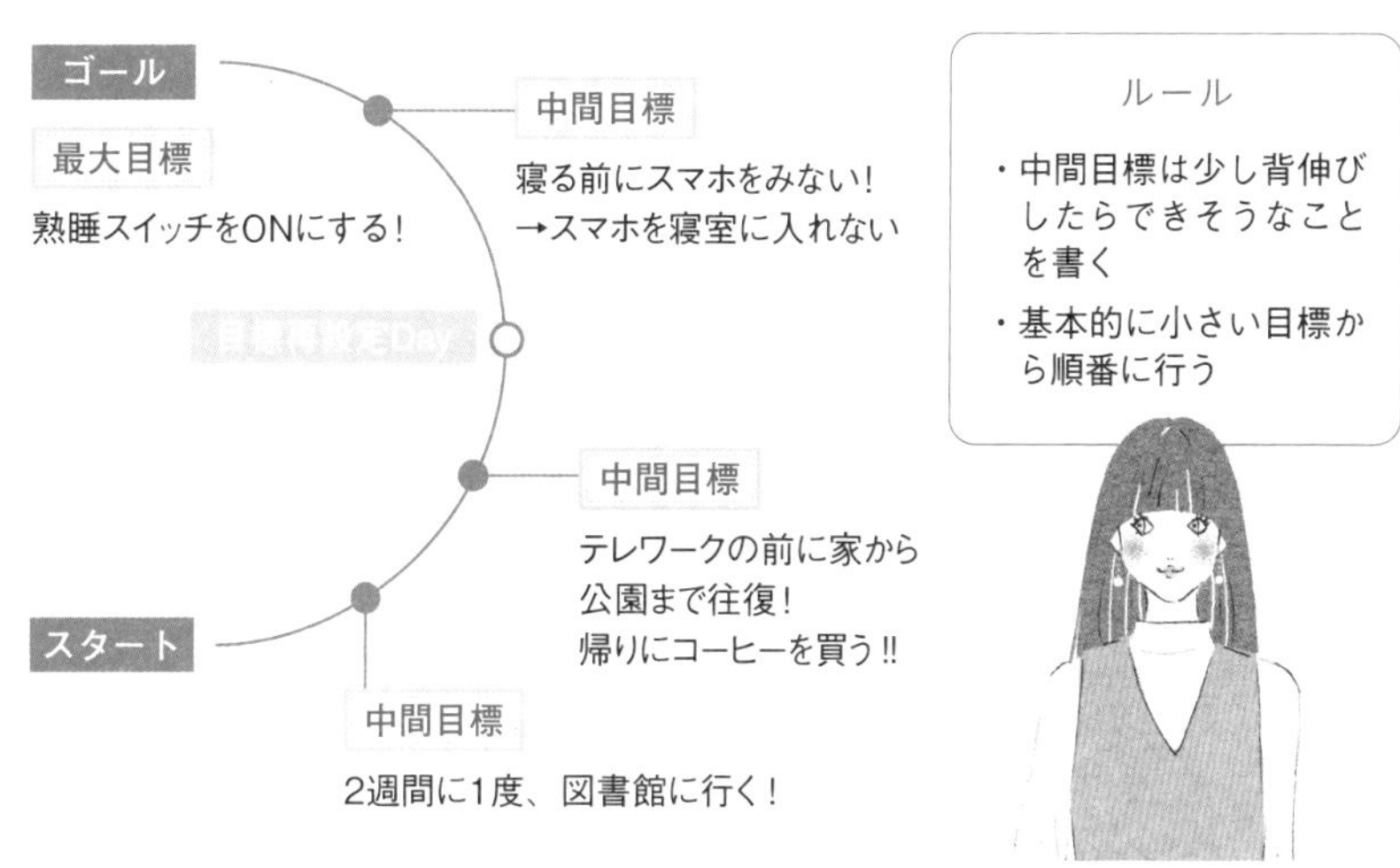

で行けば一瞬なのにと思われるかもしれません。けれど、図書館へ行く道は太陽をしっかり浴びられる道。私も息子も十分に太陽を浴びられるます。テレワークで運動不足になりがちな私自身のためでもありました。

あとは、朝ののんびりと過ごしがちで保育園に行くのがギリギリになる習慣の改善効果も。時間を決めることで、メリハリのある朝の過ごし方ができるようになりました。その道中にある、おいしいパン屋さんで食パンを買って、翌日の朝食に食べたいという目的もありました。

私にとっては別の目的ができたから、進んで行けるようになりました。おかげで太陽も浴びられるし活動量も増えます。目的が別にあるから、信号待ちの時にスクワットをしたり、プラスαもできます。朝に太陽をたっぷり浴びられたおかげで、いつも落ち着いて穏やかに仕事や家事、育児に取り組めるようになり、睡眠の質も格段に上がりました。

オリジナル
時間割を
ルーティン化
するWORK

モチベーションを維持するために、
「なりたい自分」を書き出して、はっきり意識しましょう。

HAPPYじゃない自分の悩みを書き出して現状認識

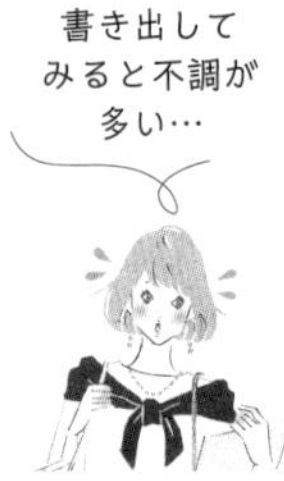

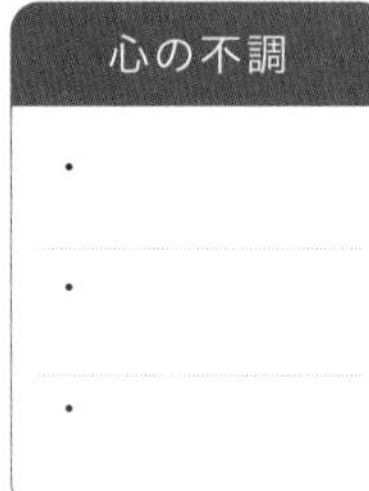

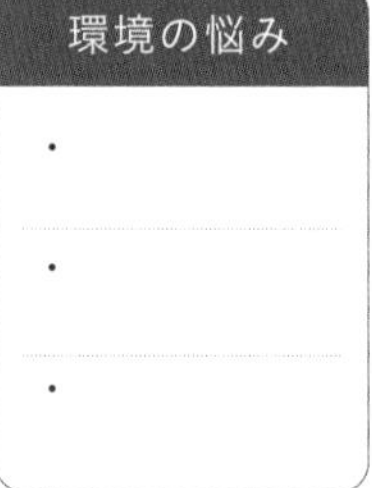

悩みが解決した自分はどんなあなたになっている？

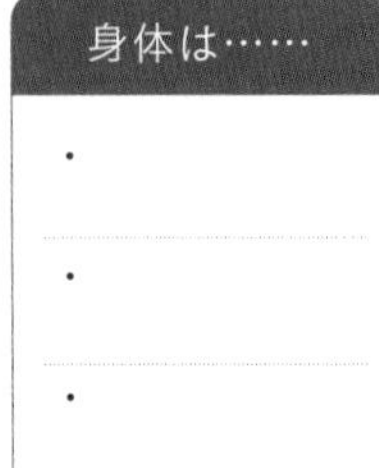

心は……

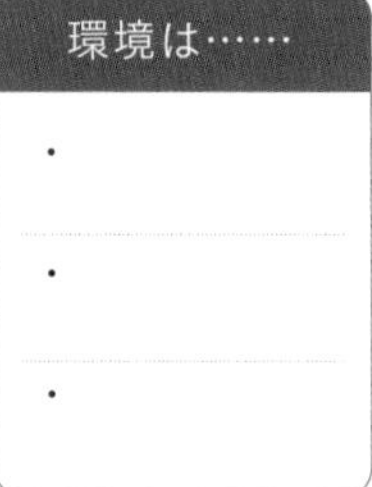

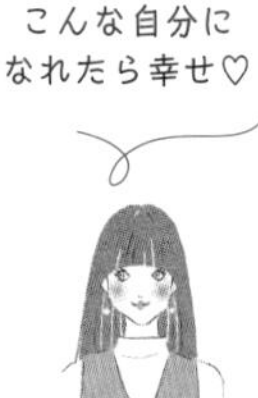

この中から一番なりたい自分はどれ？

一番HAPPYな自分の目標	

Step 3 HAPPYな自分をイメージしてマイルストーンを立てていく

動機があるから
頑張れる！

Goal!

最終目標

中間目標

目標再設定Day

HAPPYな自分

中間目標

中間目標

Start!

Step1で身体の不調、心の不調、環境の悩みなどを書き出したら、その悩みがなくなった自分をStep2でイマジネーション。その中で「一番HAPPY」だと思う自分の姿が「最終目標」です。55ページの「ルール」を参考に、中間目標を設定しましょう。

頑張りすぎない60点生活のすすめ

オリジナル時間割をルーティン化するには、頑張りすぎないことも大切なポイント。**「頑張りすぎない」コツは、押さえるところだけ押さえて、後は手放してしまうことです。**

100点じゃなくていいんです。60点でいいんです。あれもこれも……で過ごすと、できない時にそれだけストレスを抱えてしまいます。結果、交感神経が刺激されて呼吸が浅くなり、アドレナリンやコルチゾールが分泌されて、さらに交感神経が優位になってしまいます。全部を完璧にするのではなく、優先順位と重要度の見極めが大切です。

一番気にしていただきたいのが、体内時計です。体内時計さえ味方につけておけば、質のよい睡眠も仕事のハイパフォーマンスもキレイも健康も、全部が手に入るといっても過言ではありません。

逆に手を抜くべきは、家事でしょう。家事が増えて自分のプライベート時間をカットするという思考に陥ってしまうと、結局は睡眠やその睡眠をよりよくするためのお風呂時間を削りがちです。けれど睡眠の質が低下してしまうと日中にしわ寄せがきて、仕事

熟睡POINT

抗酸化作用のあるビタミン類の摂取はバナナでOK。もっとも手軽で、トリプトファンやビタミンB6、炭水化物のバランスがよいです。少しは包丁を使ってもいいなら、スーパーの安い果物を摂取。安いということは、旬だということ。ビタミンも豊富です。

このタイプは要CHECK

時差ボケ子

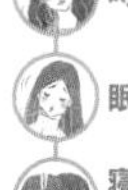

眠りの浅子

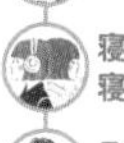

寝すぎ子&寝なすぎ子

ストレスフル子

熟睡 POINT

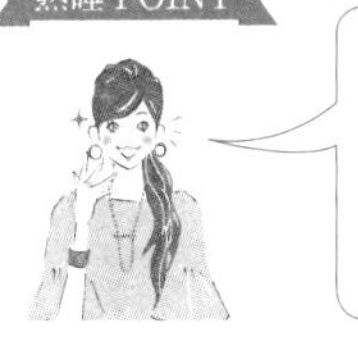

お味噌汁前の日に多めに作って、菜っ葉類は前の日に全部食べてしまい、翌朝温め直しているときに、生の菜っ葉をざくっと入れるのもおすすめ。卵を人数分ぽとんと落とせばタンパク質も補えます。それだけだとお腹が減るのであれば、冷凍ごはんとごま油を回しかければ、香りたつオジヤの出来上がりです。

がはかどらなかったり、家族に栄養のあるものを食べさせてあげられなかったり、満足いく毎日が送れなければ自分に対して不満が残るものです。そして、そういう時は、自分を誰かと比べてしまって自己嫌悪にも陥りやすくなります。SNSを見て、「みんなはこうなのに、自分は……」なんて思ってしまったら、自律神経も乱れて、さらに眠りの質が低下してしまいかねません。

潔く、しなくてもいい家事は「しない」と決めましょう。やらなきゃいけないことだけに絞って生活を送ると、ふっと肩の力が抜けて、楽に生きていけたりするものです。

例えばランチはキッチンを使わず、テイクアウトや外食にして、夜ごはんだけ作ると決めてしまってもよいでしょう。日光浴の機会も得られて一石二鳥です。コストが気になるかもしれませんが、出社すれば普通にかかるコストなのですから、罪悪感を抱く必要はありません。どうしても気になるようなら、夜ごはんの残りや冷凍食品をお弁当箱に詰めるだけ、と割り切ってしまいましょう。

夜ごはんに肉野菜炒めを多めに作ってストックしておけば、翌朝は電子レンジでチンするだけ。朝の野菜とタンパク質はそれで補えます。タンパク質が少ないようなら、サバ缶を開けてもよいでしょう。野菜が足りないなら、パック売りのベビーリーフに、ブロッコリースプラウトなど、洗うだけで食べられるものをのせるだけでOKです。

食欲がないなら、納豆だけでもいいじゃありませんか。食物繊維、発酵食品、ビタミンカルシウムも摂れてしまいます。

掃除機は我が家の場合、ロボット掃除機も検討しましたが、床のものを全部上にあげないといけないし、調べれば調べるほど「こんな機能があればいいのに…」「これとこれを組み合わせた機能があればいいのに……」と、パーフェクトではないことに目がいってしまいました。静音とはいえ、リビングの隣に寝ている息子の睡眠を邪魔してしまうかもしれないという懸念もありました。

というわけで、「自分で毎朝掃除をしたほうが楽なんじゃないか」と考えたら、それから毎日、ストレスなく掃除機をかけられています。自分で考え抜いて、自分にとって本当に必要と思えば、誰かからしたら大変なことでも苦にならないこともあるのです。

これはストイックでもなんでもなく、自分の問題。掃除機も自分が選んで自分にとって一番性能の良いもの、かっこいいものを選んで、この自粛期間中に新調しました。

なんのために働いているかって、自分や家族が毎日楽しく幸せに生きていくためです。

これは睡眠にも似ています。**睡眠も目的ではなくて、日中健やかに快活に過ごすためのもの。**家電は手間を省いて自分の時間をつくり、自分にしかできないことに力を注ぐためのツールです。使わない手はありません。

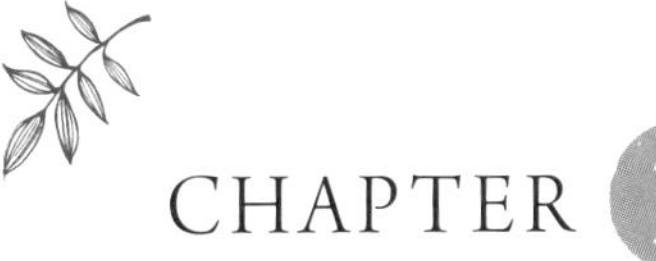

CHAPTER 2

就寝15分前の熟睡習慣

就寝15分前にうっとりするのが、熟睡美人のマストな習慣。まずは「うっとりするか・しないか」を基準に環境を整えて、ウォームインプットやリンパマッサージ、ストレッチを。呼吸法も要チェック。パジャマに着替えて、いつでも寝られる準備をしてから行いましょう。

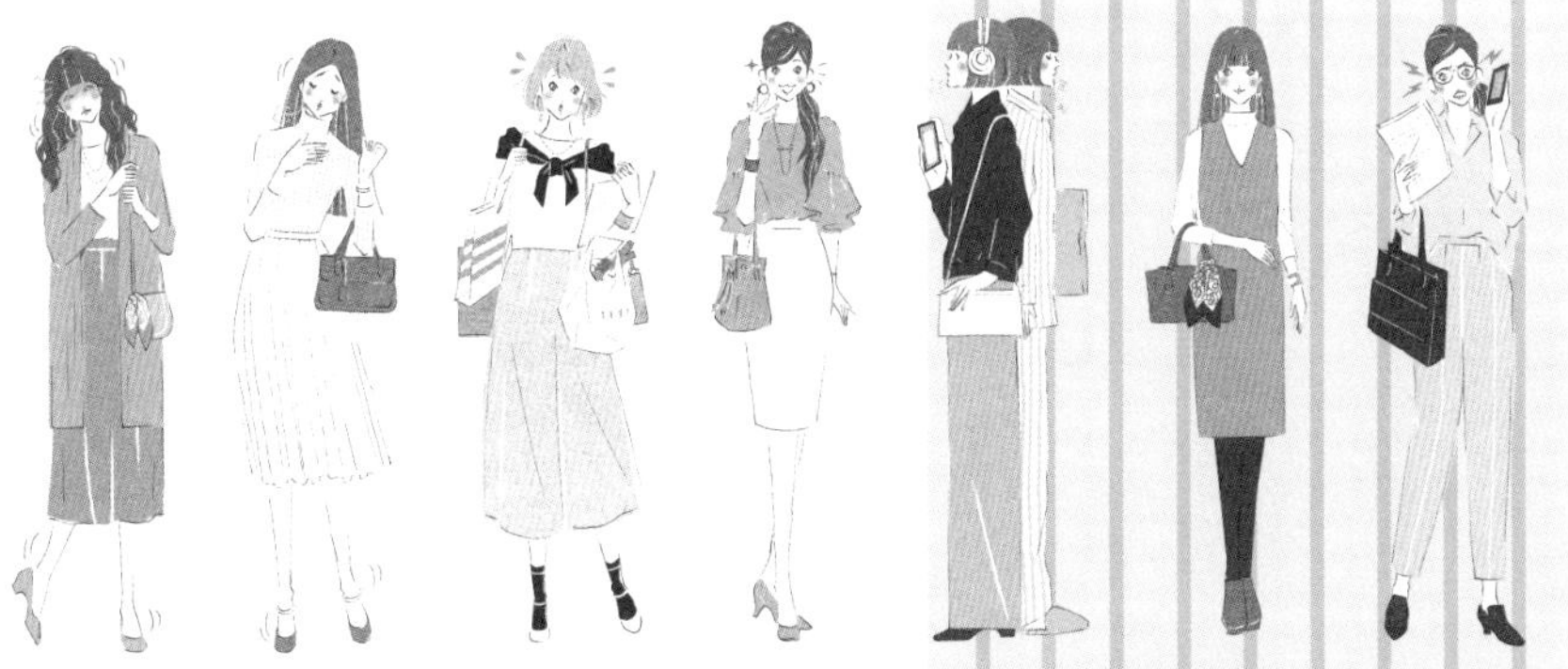

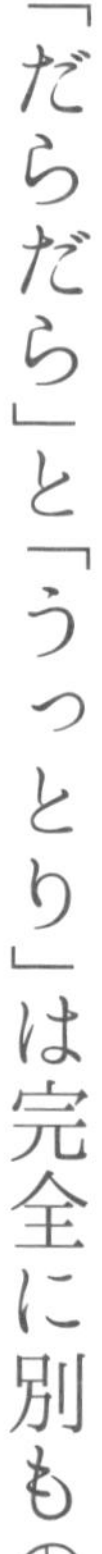

「だらだら」と「うっとり」は完全に別もの

美に直結するもっとも大切なことは「寝る前のうっとり」です。就寝前の15分間は、この章でご紹介する「うっとりケア」を行いましょう。15分というのは、その間にいつ眠ってもいい、という猶予時間です。だから、15分きっかりやらないといけないわけではありません。

自律神経はとても繊細で、自宅に帰っても仕事のことを考えるだけで乱れることがあります。考え事をしている時は頭が熱く手足は冷たい状態で、交感神経が刺激されている状態。前のＣＨＡＰＴＥＲでも書いたとおり、熟睡スイッチをＯＮにするには夜、就寝前に副交感神経を優位にさせる必要があります。

何も考えずスマホ片手にテレビを見ながらだらだらしている時は、確かにリラックスはしているかもしれません。けれど、うっとりしてはいません。「だらだら」と「うっとり」は別もの！　うっとりというのは、きちんと副交感神経が刺激されている状態を指します。いつでもすぐに寝られるように、うっとりケアは電気は暗くしてベッドで行っ

熟睡POINT

うっとり＝副交感神経が優位
≠だらだら

このタイプは要CHECK

時差ボケ子
眠りの浅子
寝すぎ子&寝なすぎ子
ストレスフル子

てください。アロマを炊いているなら、タイマーでオフできるタイプがよいでしょう。

熟睡スイッチをONにしたいなら、必ず就寝15分前から「うっとり」する時間を過ごしましょう。キーワードは、「それ、うっとりする？」です。

[「うっとり」と「だらだら」違いって？]

だらだら状態

脳は熱い
スマホ
手足はひんやり

交感神経優位

うっとり状態

自然なあくび
アロマ
手足ぽかぽか

副交感神経優位

[それ、うっとりする？]

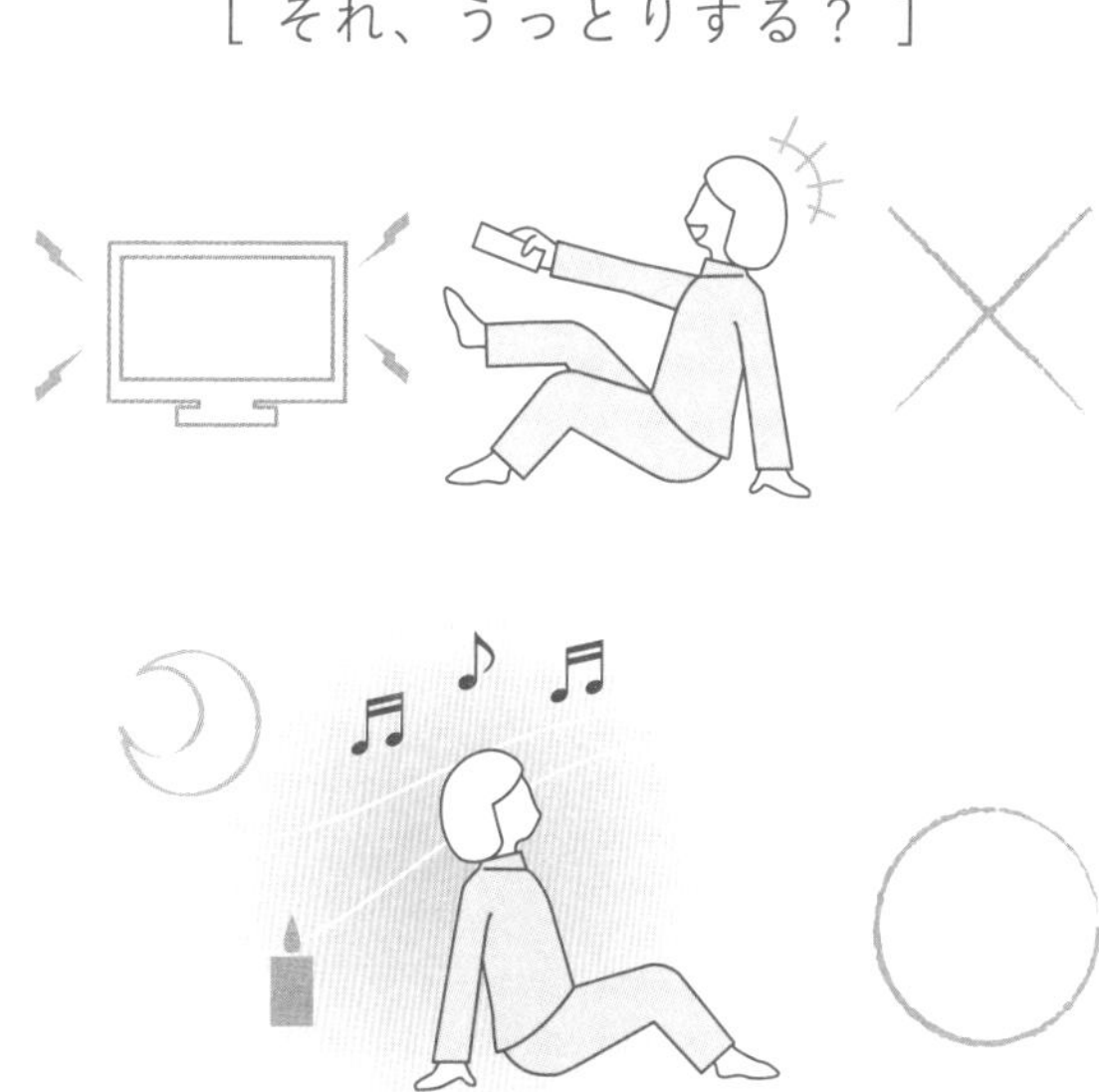

親しい人と電話して幸せホルモンを放出させる

このタイプは要CHECK
眠りの浅子
ストレスフル子

肌が触れ合うとオキシトシンという幸せホルモンが分泌されます。オキシトシンはもともと分娩や授乳に関するホルモンですが、ストレスホルモンであるコルチゾールの分泌を抑制し、心を落ち着かせ、緊張を緩和する作用があることが知られています。

withコロナでハグや握手、ハイタッチなども難しい今、飲み会なども減り、テレワークの方は人との関わり自体が減っているため、オキシトシンの分泌が以前より低下している可能性があります。

だから、まずは触れ合うことが何より大事。家族がいる場合は、寝る前だけでもハグをしたり、手のマッサージをしたりするとよいでしょう。ペットがいれば戯れるのもおすすめです。ひとり暮らしの方や家族と一緒でもそれが難しい方は、**親しい人と電話するだけでもOK。**オキシトシンが分泌されることがわかっています。

米ウィスコンシン大学マディソン校で少女61名にスピーチをさせた後、母親に直接合ってハグなど接触をさせたグループ、電話させたグループ、接触をさせないグループに分け、ストレスホルモン量の推移を調べる研究が行われました。結果は、「接触あり→電話→接触なし」の順で唾液中のストレスホルモン量が正常に戻ったそうです。

日中なら、ぜひ顔と顔が見えるテレビ電話を。オキシトシンの分泌量が増える可能性があります。夜はモニターの光刺激を受けたくないので、音声通話だけにとどめておきましょう。

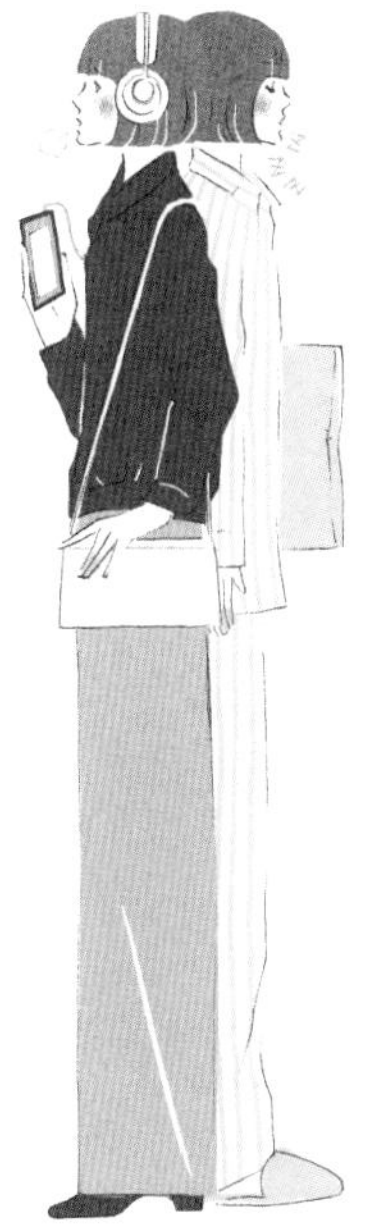

音楽は呼吸スピードより遅いものを

このタイプは要CHECK

眠りの浅子

ストレスフル子

ロックでハードな音楽と川のせせらぎの音楽なら、誰もが後者のほうがうっとりすることでしょう。**音楽を聴くなら呼吸スピードよりも遅い音楽を迷わず選択。**

寝る前は落ち着いて深い呼吸を繰り返したいので、皆さんが感じる落ち着いた音楽をかけてみて、呼吸のほうが音楽よりも早く進んでいるように感じられるようなら、その音楽はやめて、さらにゆったりとした音楽をかけるようにしましょう。また、曲が早くなったり遅くなったりするような転調の激しい曲は脳に負荷がかかって寝つきを悪くすることもわかっています。ある程度は一定のテンポの音楽がよいでしょう。

私自身、もう何年も仕事で特に疲れた日の入浴中には必ずトロイメライを聴くようにしています。ラットに1時間トロイメライを聴かせ続けたところ、腎臓の交感神経系の働きが低下して血圧が下がったという大阪大学の研究報告もあります。

マルコニ・ユニオン作曲のWeightless（無重力）という曲はご存知でしょうか。聴くだけで不安感が65％軽減され、心拍数も35％下がるということがわかっています。テ

熟睡POINT

寝る前はひと呼吸約10秒かけて呼吸しましょう。正常な成人の呼吸数は、１分間に12〜16回ほどで、ひと呼吸におよそ４秒。日中、一度皆さんも呼吸数をはかってみてください。１分間に20回を超えるなど、「少し多めだなぁ」と思われるようなら、普段から神経が高ぶっている可能性があります。

［ 音楽は自律神経に働きかける ］

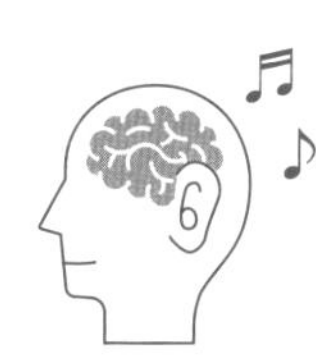

聴覚野
音としてはじめに処理される論理的思考

扁桃体
快不快を判断する本能的な思考

視床下部
自律神経の司令塔

ンポが落ち着いている時の心拍数と同じくらいの速度なので、自然に穏やかな気持ちになれるでしょう。音楽情報を脳が処理し続けると覚醒水準が低下しなくなって眠気を感じにくくなるので、ささやかな音量にしましょう。ちなみにアメリカ・トロント大学の研究で、自分の脳波をアルゴリズムで音楽に変えた「脳波音楽」を聴くと中途覚醒を５分の１回に、寝つきに要する時間を３分の１に減少させることがわかっています。日本でも脳波に応じて自動作曲する人工知能が開発されています。今後の発展が待たれますね。

流す音楽はスマホを使って事前に調べておいたほうがＧＯＯＤ。寝る前にあれこれ調べるうちに、光の刺激を受けて交感神経優位になりかねません。「早く探さなきゃ」という焦りも、交感神経を刺激する可能性があります。そうならないためにも、事前に用意しておくことをおすすめします。

音楽を毎日聴く習慣がない方は、それを用意するだけでもハードルが高いものです。最近では、眠るモードへと促すさまざまな音楽を流してくれるスピーカーもあります。もちろん、枕元に置けるほどコンパクト。そういったものを用意するのも手です。

毎日聴き続けるのではなく、特別な時だけ音楽を聴くと決めるのもありです。例えば「特別疲れている日」とか「明日大切な仕事がある日」など、疲れをほぐしたり緊張を解いたりするツールだと考えれば、自然と習慣づくことでしょう。

身体全体で振動を感じれば ふわりと力が抜ける

このタイプは要CHECK
眠りの浅子
ストレスフル子

聴覚機能は耳が担っていますが、「実際に身体全体で感じる音もある」と多くの文献でも報告されています。

例えば花火を近くで見た時に、身体全体、特にお腹に響いた経験がある方は多いでしょう。テレビで見る花火もそれなりに感動しますが、実物を見た際、なんとも言えない感動に心を揺さぶられる理由は、耳で聞こえた音だけでなく、「身体で感じる音の振動」が加わったことにもあるのではないかと思います。

また、音は空気中よりも液体中のほうが振動が伝わりやすい性質があります。

試しに胸に手をあてて、「あー」と声を出してみてください。手のひらに声の振動が伝わってきたと思います。これは、私たちの声帯が振動して体液の中を伝わって外に発信されているのです。例えば、パートナーと向かい合って会話しているよりも、抱き合って身体に頬を添え、パートナーの声と、パートナーの声の振動の両方を感じる会話のほうが、落ち着きは格段にアップします。

あなたも、大好きなパートナーと会話をする時、パートナーの胸に耳をくっつけて、会話をしてみてください。耳から得られるパートナーの落ち着いた温かな声と、パートナーの声の振動を身体で感じてみると、なんだか心が落ち着いていくものです。

また、パートナーの身体に耳を添えると、声の振動だけでなく、心臓の鼓動など臓器の動く音を聞くことができます。

皆さんは、「1／fゆらぎ音」という言葉を聞いたことはありますか？　1／fゆらぎ音とは、機械的なリズムではなく、周波数の増加に反比例して音のパワーが減少する特性をもつ音のこと。私たちの心拍など臓器の動く音、波の音、小川のせせらぎの音も、この1／fゆらぎ音です。そして、**この1／fゆらぎ音は日本大学の研究で、交感神経の活動を低下させることがわかっています。**だから、パートナーの心臓の鼓動を聞くと、心地よさを感じるのです。

もしもあなたがシングルなら、手で両耳をふさいで、目を閉じてゆったり呼吸を繰り返してみてください。呼吸の音、筋肉の動く音、臓器の動く振動……身体は生きるために、絶えず活動してくれています。これらの振動を「無」になって、感じてみてください。なんだかあくびが出てきたり、ふわりと力が抜けたりしてきませんか？　振動の力ってすごいのです。

熟睡スイッチが入る、ウォームインプットの魔法

このタイプは要CHECK

ぜひとも、うっとり習慣タイムにやっていただきたいのが、「ウォームインプット」です。ウォームインプットとは、目や耳といった「情報をインプットする部位」を外界の情報から解放し、ものや手を使ってじんわりと温めることです。夜寝る前に行うだけでなく、日中にも、高ぶった神経を落ち着かせるために有効なうっとり習慣です。

頭寒足熱の原則どおり、基本的には脳は冷えている時のほうが睡眠には適していますが、**ＰＣやスマホ利用などで目や肩や首が凝り固まってだるい時は、温める習慣を作ってみましょう。目を温めることで、血管が拡張して血液循環がよくなり、筋肉がほぐれて疲れが徐々に緩和していきます。**脳の深部体温も下がりやすくなります。

耳を温めるのも同様です。美容院で洗髪をしてもらったあと、首や耳を温めてもらった経験がある人はおわかりになると思いますが、耳を温めると、耳の血管が拡張して交感神経の働きが低下するため、本当に心がホロホロと気持ちよくなっていきます。また、耳の周りにはリンパ節があるので、温めることで老廃物の代謝効率アップにもつながり

熟睡POINT

ラットの研究ですが、内耳には気圧センサーがある可能性が高い報告があり、ヒトにも備わっていると考えられます。気圧の変化で耳の血流が悪くなり、頭痛やだるさなどの不調を感じる方も、このウォームインプットで耳の血流をよくすることで、不調の改善に役立つと考えられます。

[正しいウォームインプットのやり方]

1

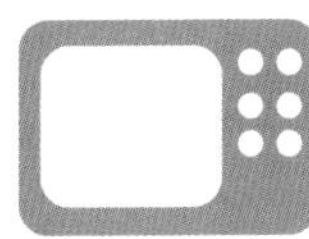

水に濡らしたハンドタオルを硬く絞った後、軽くサランラップで包み、電子レンジ(500w)で約30秒。温もりが足りなければ、10秒ずつ温める時間を延ばします。

2

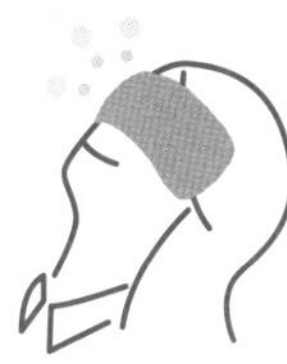

そのまま目や耳の上に置くとやけどの可能性があるので、タオルをほぐして適温(目の上に置いたら気持ちよい温度)になるまで冷ましてから、置くようにしましょう。

熟睡POINT

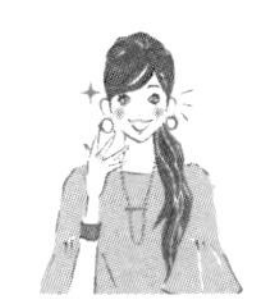

耳については、入浴の際にシャワーを両耳の裏に直接あてるのもいいですし、温かい手で耳や耳の周りをほぐすのも◎。

ますし、気象病などの緩和にも効果的です。

また、普段私たちは、目や耳から様々な情報を入手します。花や木といった自然でキレイなものばかりならよいのですが、せわしなく歩く人々やノルマ表、仕事を押しつけてくる上司の声などが目や耳から入ってくると無意識に脳で処理され、知らず知らずストレスをため込みやすくなります。

そのため、目や耳を温めると血流を促すだけでなく、インプットする情報を一度シャットアウトする効果もあるのです。温かくするだけでなく、瞼にやさしく指を添えるのもおすすめ。顔の触覚を脳に伝える三叉神経を通じて心拍数が減少するため、よりリラックス効果が得られます。ゆったりとして呼吸を意識してやってみてください。寝る前だけでなく、仕事中や家事中など「なんだか今、疲れているな」と感じた時に、ぜひ行ってみてください。熟睡スイッチのメンテナンスにきっと役立つことでしょう。

ウォームインプット＋α

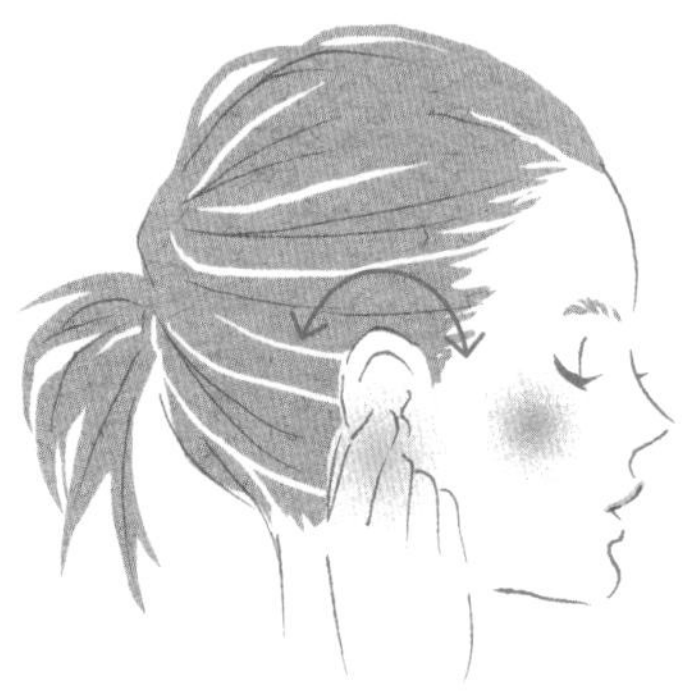

1 耳の付け根を指ではさみ、前回し後ろ回しを10回ずつ。

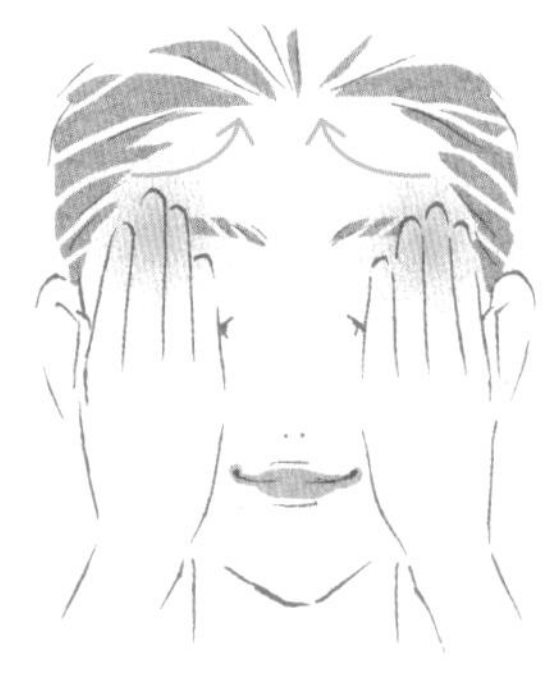

2 耳からやさしくまゆげへ指をやさしく動かし、まゆげを上に持ち上げます。5秒キープ。

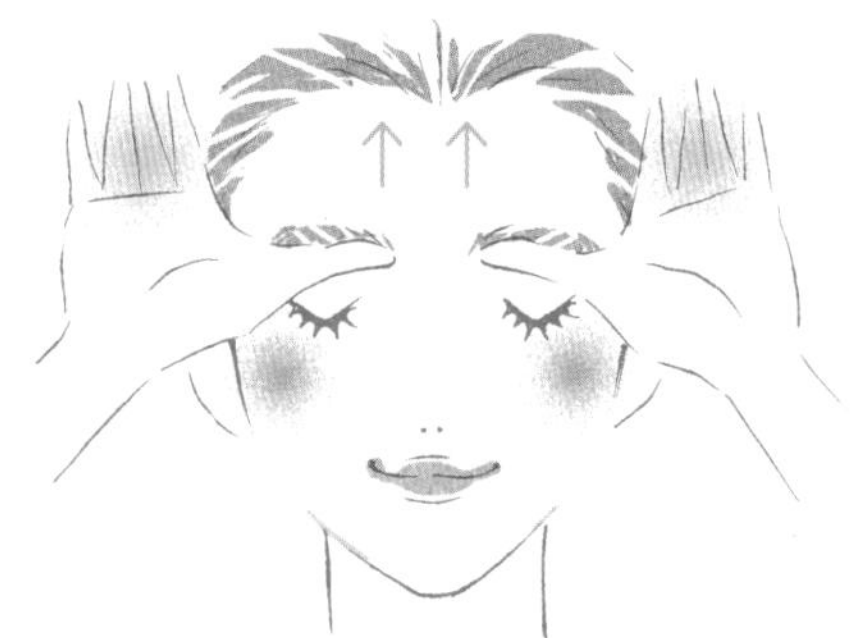

3 眉間のくぼみに指を置き、上に持ち上げます。5秒キープ。

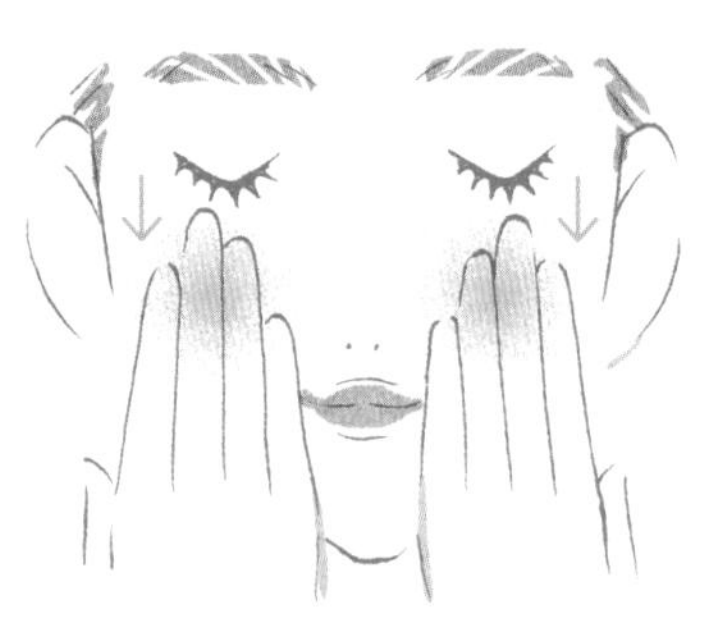

4 鼻筋を通って目の下に手を添え、目の下の骨に指を置き、下に下げます。5秒キープ。

子宮・卵巣を温めて女性ホルモンを味方につける

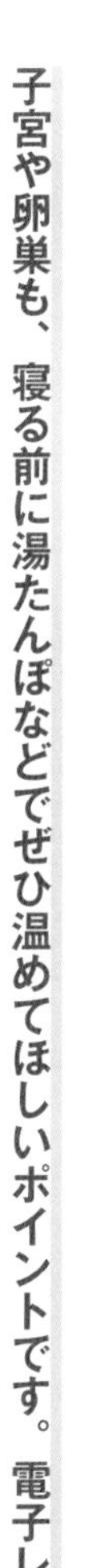

子宮や卵巣も、寝る前に湯たんぽなどでぜひ温めてほしいポイントです。電子レンジで温められる湯たんぽなどを子宮卵巣にあてて、そのままお休みください。その際、一晩中温かい電気毛布やホッカイロを代替で使うのはＮＧ。過剰な加温が一晩中にわたって持続すると、冬でも夏の高温環境と同様の負担が加わるため睡眠によくありません。

女性ホルモンに密接に関係する子宮と卵巣は、女性が健やかに生きる上で、大変重要な臓器です。しかし、例えば寝不足や強いストレスを感じると、自律神経の司令塔と連携している脳の下垂体に影響が及ぶことも。下垂体から卵巣に正常に司令が届けられなければ、卵巣から分泌される女性ホルモンが妨げられてしまいます。

うっとり習慣で自律神経のバランスを向上させて、熟睡スイッチをＯＮに。そして、子宮卵巣を温めて血流をしっかり促しましょう。細胞の新陳代謝や老廃物の排出が促進され、質のよい卵子の成熟やフカフカの子宮内膜をつくることが可能になります。これを毎月毎月継続できることこそ、女性にとっての最高の健康と言えるでしょう。

熟睡 POINT

月経がスタートする際に、体が緩んでいないとスムーズに経血が排出されず痛みを生じることもあります。生理前1週間前からでいいので、寝る前に温める習慣を取り入れてみてください。

このタイプは要CHECK

眠りの浅子

ストレスフル子

ラベンダーは天然モノ一択！アロマテラピーでぐっすり

このタイプは要CHECK

時差ボケ子

眠りの浅子

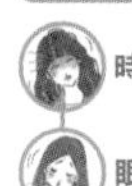

寝すぎ子＆寝なすぎ子

ストレスフル子

「嗅覚」はダイレクトに自律神経をコントロールする脳の視床下部に働きかけるため、香りはうっとり習慣に不可欠！　例えば**ラベンダー精油の香りが睡眠やリラックスにいいことは、科学的にも立証されています。**ラットにラベンダー精油の匂い刺激を与えると副腎や腎臓の交感神経を抑制し、胃腸の副交感神経を促進するという結果が得られています。

とはいえ、「あの香り、私は苦手だな…」という方もいらっしゃるでしょう。その場合は、例えばラベンダー×オレンジとかラベンダー×ヒノキなど、もう1つ精油を用意して、組み合わせて使ってみましょう。ラベンダーの香りが和らいで気にならなくなります。

ラベンダーの香りがするクリームやシャンプーなども売ってますが、人工香料で香りづけしているものもあります。ブランドの

［簡単！　ぐっすりアロマクリームレシピ］

材料　ガラスのカップ／つまようじ

ラベンダー……2滴
ローズオットー……1滴
ジャスミン……1滴
無香料のボディークリーム……25ml

作り方

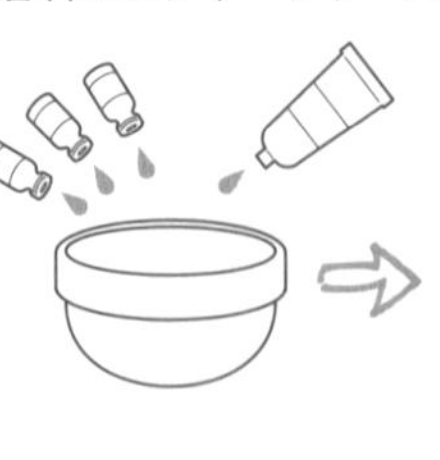

まぜるだけ

[精油の使い方いろいろ]

嗅覚の効果は１日中平等に得られるわけではなく、「17時以降」に高くなることがわかっています。つまり精油を用いるなら夜が効果的！

芳香浴法

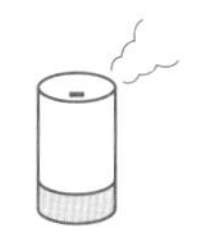

ディフューザー

吸入法

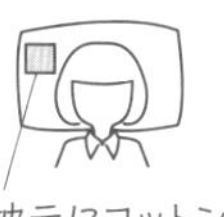

枕元にコットン2滴以下で

手浴法

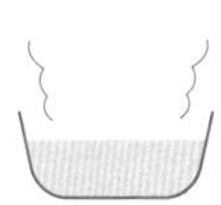

3滴以下

蒸気吸入法

3滴以下

湿布法

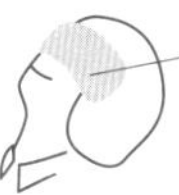

精油を落としたお湯に浸したタオル

ウォームインプットで3滴以下

トリートメント法

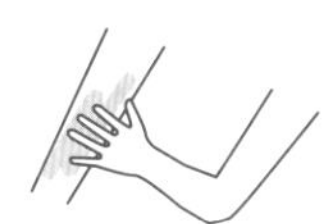

濃度1%以下

そもそも精油とは？

植物の花、葉、果皮、樹皮、根、種子、樹脂などから抽出した天然の素材のこと。各植物によって特有の香りと効能があります。とっておきの香りを見つけてみましょう。

ホームページを見たり店員さんに聞いて、天然精油だけを使っているか確認してから購入してみてください。

ラベンダーの他にも、おすすめはあります。日本人になじみが深いだけあって、柚子は比較的使いやすい精油です。交感神経を抑制する作用があります。バニラのような香りのするベンゾインは別名・安息香といい、その名の通り、呼吸が深く安らかになり、心も穏やかにする作用があります。

ディフューザーなら、ネブライザー式といって、精油の瓶をそのまま差し込んで直接拡散するものが特におすすめ。水で薄めたりしないので、高い効果が期待できます。寝る前のうっとりケアの時だけスイッチオンにして香りを楽しみましょう。

心も身体もほぐれる とっておきのうっとり呼吸法

このタイプは要CHECK

- 時差ボケ子
- 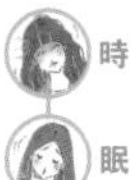 眠りの浅子
- 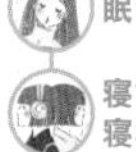 寝すぎ子&寝なすぎ子
- ストレスフル子

うっとり習慣にぜひ取り入れていただきたいのが、「うっとり呼吸法」です。『美人をつくる熟睡スイッチ』でもご紹介しましたが、あの頃よりもストレスフルになった現在は、さらに脱力しやすくするため筋弛緩法も兼ねた呼吸法を行うことを推奨しています。

鼻から空気を吸い込み、ゆっくり口から息を吐きます。長く吐くほうが、副交感神経が刺激されてリラックスできるからです。

息を吐く際のポイントは、「声を出す」ということ。声を出したほうが、ただ吐くだけの時よりも、「吐く」ことに意識が向き、力が抜けやすくなります。同時に、空気や声だけでなく、心に溜まったモヤモヤした感情もともに吐き出していきましょう。

空気を吸う際のポイントは、あえて筋肉に力を入れるということ。そのほうが、「力を抜こう」と考えて行うだけの時よりも、息を吐く際により筋肉がほぐれ、さらに脱力しやすくなります。日中でも、なんだかイライラしたり、憂鬱を感じたり、呼吸が浅く感じた時に行ってみるのもよいでしょう。

熟睡POINT

『美人をつくる熟睡スイッチ』では、「1分間に6回呼吸を行うと心拍変動リズムに共鳴を与える」というアメリカのパシフィックウェルネス研究所の研究から、3秒吸って2秒息を止めて5秒吐く呼吸法をご紹介しました。

[うっとり呼吸法の手順]

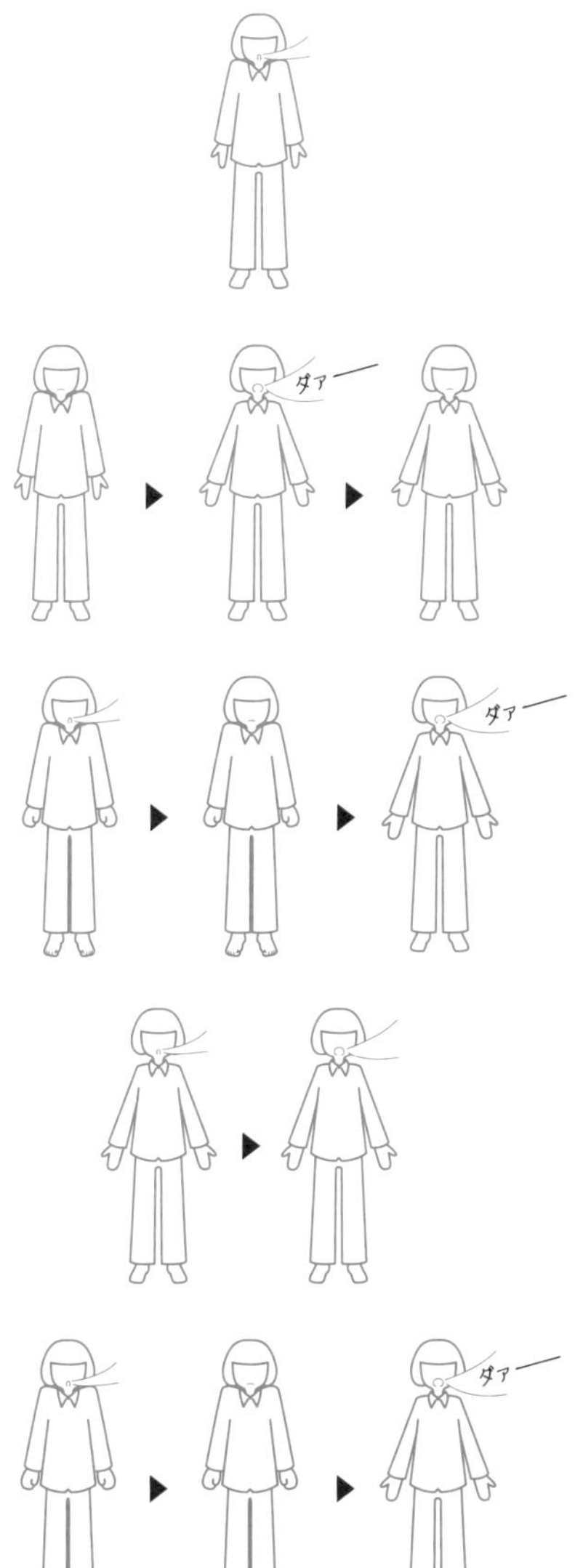

STEP ①

ベッドの上に仰向けになります。息を吸いながら肩を耳に近づけて手を握って力を込めます。

STEP ②

5秒そのままをキープした後、「ダァーーーーーーーー」と言いながら脱力して息を吐ききり、そのまま5秒呼吸を止めます。

STEP ③

次に吸う時は、足先にもグッと力を入れて全身を硬直させ、顔もギュッと小さくして、「ダァーーーーーーー」っと言いながら脱力して息を吐き切った後、そのまま5秒呼吸を止めます。

STEP ④

その後は自然に、鼻からゆっくりと吸い込んで口から吐きます。

STEP ⑤

まだ身体に力みが残っているなと思う場合は、力が抜けきるまで、「ダァーーーーー」っと声を出しながら吐きます。

寝る前の習慣にしたいうっとりヨガ

このタイプは要CHECK

時差ボケ子
眠りの浅子
寝すぎ子&寝なすぎ子
ストレスフル子

ヨガやストレッチをすると気持ちがいいのはなぜでしょうか。疲れや運動不足などで筋肉が硬くなっていると、筋肉に圧迫された血管には酸素や栄養が十分に運搬されず、その結果、血管拡張作用のある物質が分泌され、その副作用で痛みを感じるようになります。でも、ヨガやストレッチをして柔軟性がアップすると、血管圧力が下がって痛みやコリが緩和されます。だから、ストレッチを行うと「あ〜気持ちいい〜」となるのです。

さらに大阪大学の研究によれば、**気持ちのいいストレッチをすると、カルノシンという筋肉で作られるたんぱく質が少量放出され、肝臓・副腎・膵臓・腎臓の交感神経を低下させることがわかっています。また血圧や深部体温の低下も促すため、さらに寝つきをよくしてくれる**のです。ただし、ヨガやストレッチ以外の激しい運動を寝る前にするのは絶対に×。交感神経が刺激されてしまうので逆効果です。

じっくり時間をかけて、気持ちよくストレッチを行いましょう。

[ベッドで行う、うっとりヨガ]

駄々っ子のポーズ

仰向けで大の字になり、両手と両足を曲げたら、勢いよくだらんと投げ出して脱力します。スーパーで「買って〜」と駄々をこねる子どものイメージです。

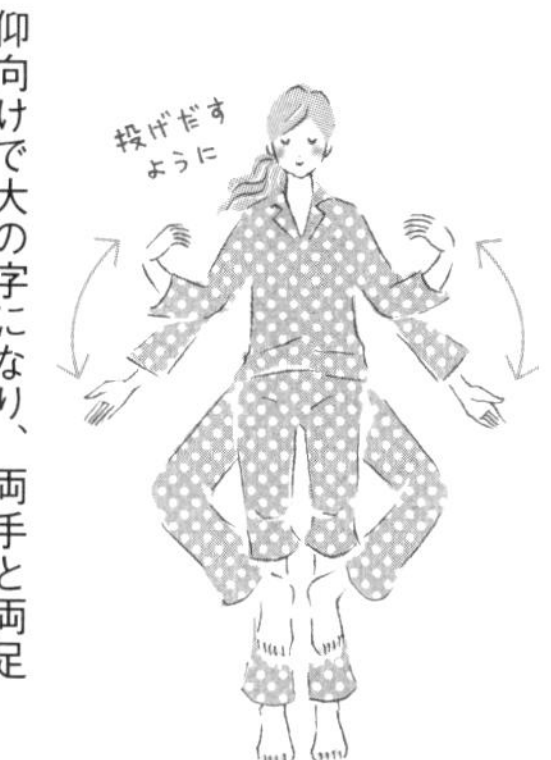

▶脱力感がなければ3〜5回繰り返す
▶1回投げだすごとに1呼吸

手足を投げ出すイメージ

駄々っ子のポーズがイメージしにくかったら、まずは膝を曲げて勢いよく足を伸ばします。片足ずつ行うと、よりイメージしやすいでしょう。腕はひじを曲げてそのままだらんと投げ出すイメージで。

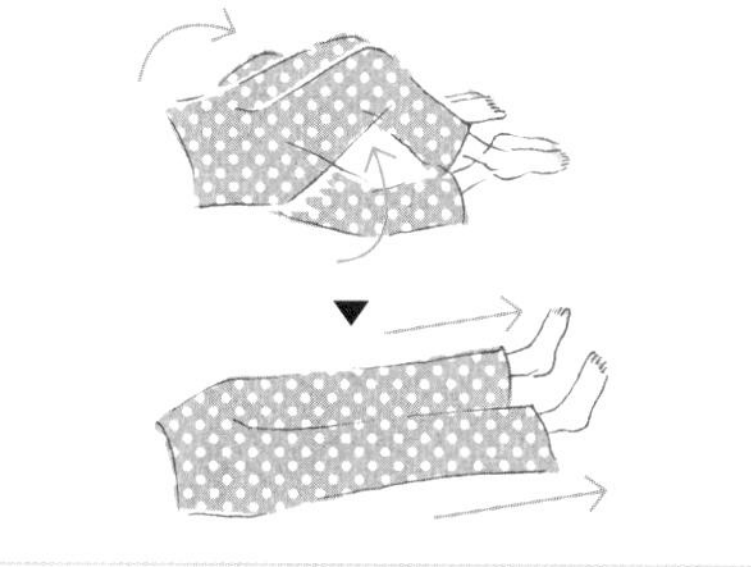

クラゲのゆらゆらポーズ

身体全体を揺らすのではなく、右足だけ動かして、その反動で全身を動かします。右足を上下に軽く押し出すように動かすと、自然とその動きに合わせて前進が縦に揺れます。海の中でゆらゆらと揺れているイメージで。

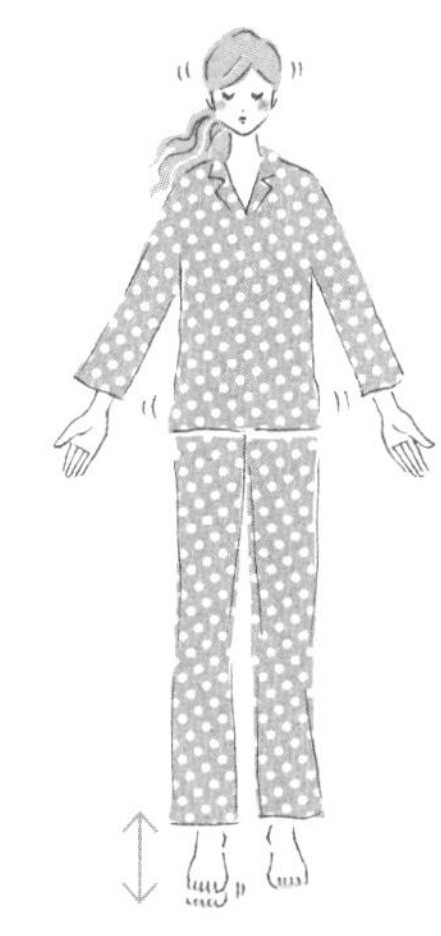

▶脱力できるまでしばらく

ミツバチの温熱法

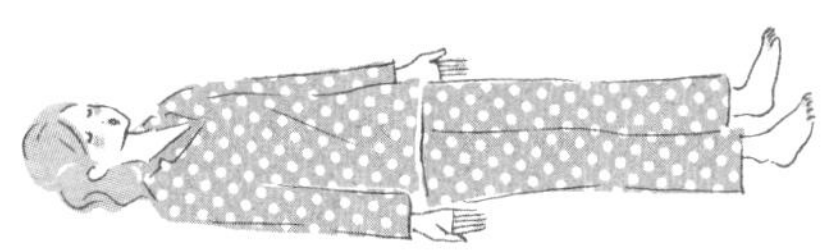

足先から頭まで、全身の力を抜いていきます。次に、右手がどんどん重くなって地面に沈んでいくことを想像します。その後、指先からポカポカ温かくなることをイメージ。これを左手、右足、左足の順番に行っていきます。

▶手足の末端が熱くなるイメージ
▶発熱するミツバチを想像しながら

リンパマッサージで質のよい眠りと美肌を

このタイプは要CHECK
眠りの浅子
ストレスフル子

　私たちの身体の中には編み目のように、リンパ管が張り巡らされています。リンパ管には血管からしみ出た栄養素や老廃物がリンパ液として流れていますが、血液と違ってポンプにあたる機能がなく流れがとてもゆるやか。そのため、老廃物がリンパ管に回収されず「むくみ」に発展することも。**リンパマッサージによりリンパ液の流れがよくなると、老廃物が効率よく排出されて栄養素が細胞にいきわたり、肌や髪など体内のダメージが効果的に修復されて、つるつるスッキリ!!**　さらにあくびが出たり、心拍数が減少すれば、副交感神経が刺激されている証拠。寝る前に行うことで、眠りの質も具ッと上がることでしょう。

　というわけで、お風呂上がりにクリームやオイルを使用してリンパマッサージしてみましょう。服の上からでもＯＫです。

熟睡POINT

基本的に、毎日お風呂につかって質のよい睡眠が得られていれば、むくみは出にくいもの。とはいえストレスが多かったり不規則な生活が続くと、むくみやすくなるので注意。

　リンパ管は、足先や指先などから始まる浅くて細いリンパ（毛細リンパ管）が合流を

［ リンパの流れ ］

マッサージで身体の端から中心へリンパ液を流しましょう。

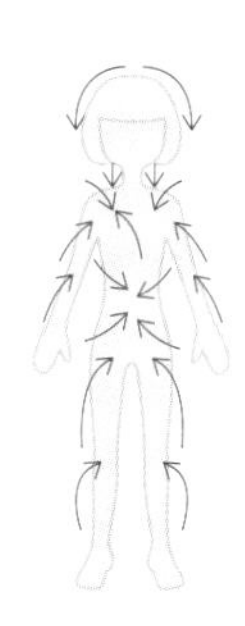

繰り返しながらどんどん太いリンパ管になり、フィルターの働きがあるリンパ節を通過していきます。そしてリンパ液はリンパ節によってろ過され、キレイになってから静脈に入り心臓に戻ります。

リンパ節が主にあるのは、鎖骨、耳の下、わきの下、おなか、そけい部、膝の裏。リンパマッサージをする時は、こうしたリンパ節に少し圧をかけてあげると効率がよくなります。

マッサージを行う方向も大切です。リンパ液は常には循環せず、心臓に向かう一方通行。末端から心臓に向けて行いましょう。

ちなみにリンパマッサージをしている際、太ももやお尻にぼこぼこしている部分を発見した場合は、リンパマッサージだけでなく、特別なマッサージ法をすることをおすすめします。ぼこぼこした肌というのは、いわゆるセルライト。脂肪細胞に余分な水分や老廃物がくっついたものです。

セルライトは普段から冷えやすく脂肪量の多い部分に現れますが、お肌をつままなくてもぼこぼこしているなら、少し進行が進んでいます。とはいえ、毎日マッサージをこまめに行うことでキレイなお肌に戻りますから、根気強く続けていきましょう。

[リンパマッサージですっきりボディに！]

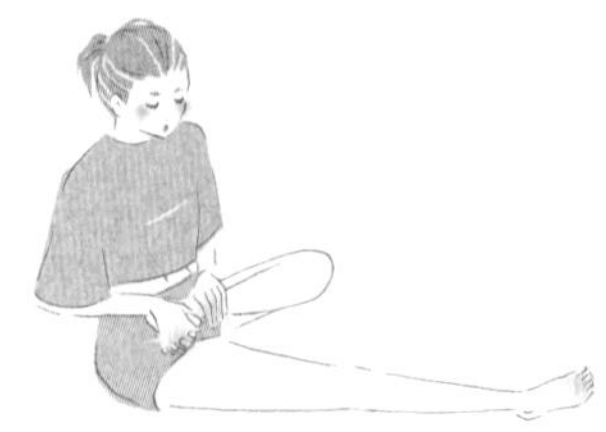

1 足指と手指をからませて、握手をしながら足首を大きく回して足裏を指圧します。

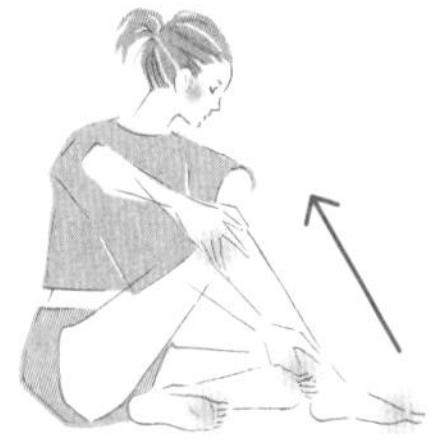

2 足首内側からふくらはぎ外側へ、足首外側からふくらはぎ内側へと引き上げます。

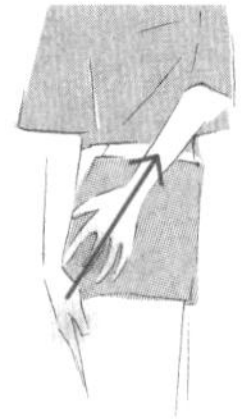

3 膝裏の内側から圧力をかけながら内側から外側へねじってお尻を持ち上げます。

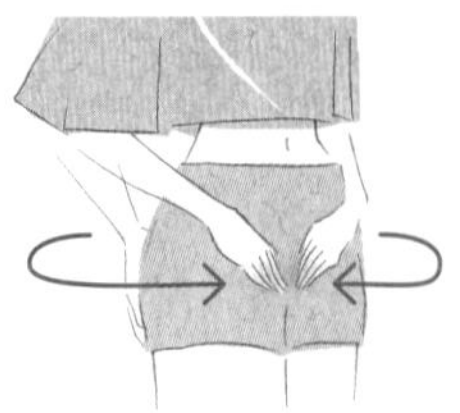

4 両手で交互にお尻を持ち上げた後、両手をそけい部までスライドして圧力をかけます。

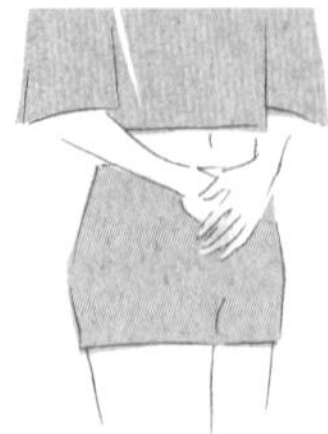

5 両手をそけい部からお腹に持ち上げ、手のひらを重ねて、ぎゅーっと圧力をかけます。

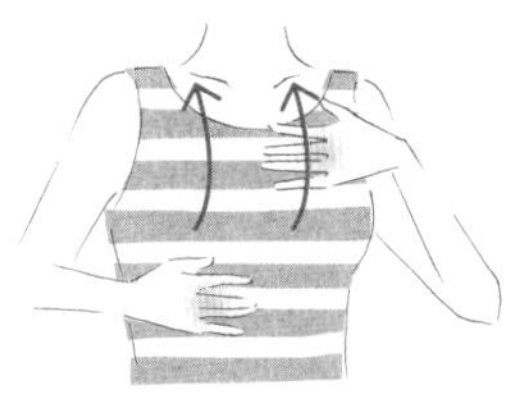

6 お腹のあたりに手を置き、手のひら全体で下から上へ鎖骨のリンパ節に向けて流します。

やり方はとても簡単。リンパマッサージを進める方向に向けて、「さすってから→押す・揉む・叩く」を行うだけ！

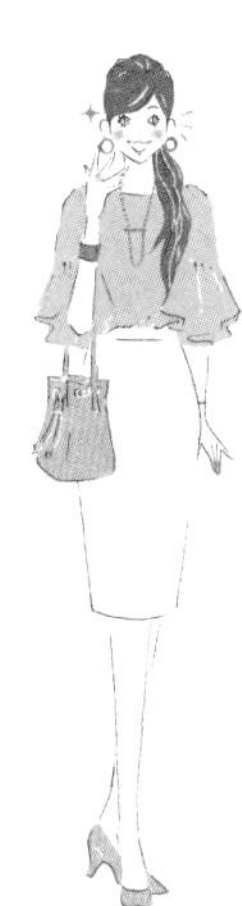

セルライトもケア！

押す

気になる部分の大きさに合わせて、親指や手のひらを使って押していきます。ゆっくり時間をかけて押しましょう。

揉む

両手でつかみ、タオルを絞るようにねじります。膝上など小さな部位や両手でつかめない大きな場所は、両手の親指と人差し指で挟み握るようにして揉みます。

叩く

最後は血行を促進するために叩きます。手のひらの中央にくぼみをつくるように小さくして、リズミカルに叩きます。手のひらに空気層があるため、「パフパフ」とした音になっていればOK。

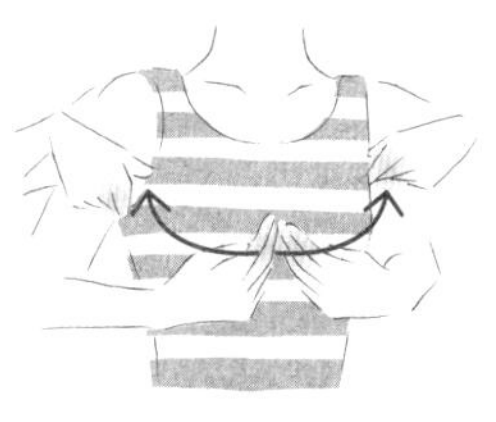

7 胸の中心に指を添え、乳房の下側にそって脇の下までさすります。

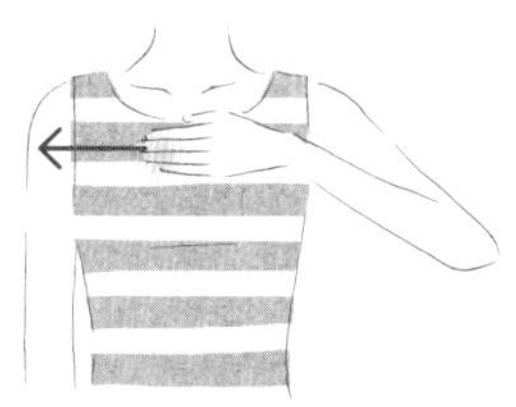

8 左手を胸の中心から右側へ鎖骨下を通って脇の下までリンパ液を流し、逆側も同様にします。

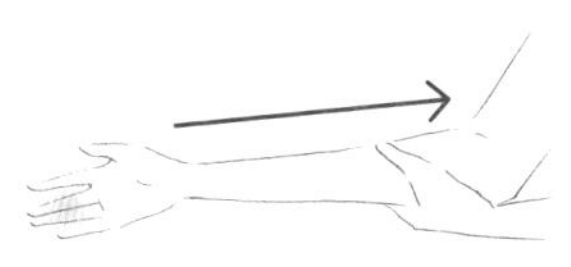

9 リンパ液を手から肘、腕、肩、脇へと流します。

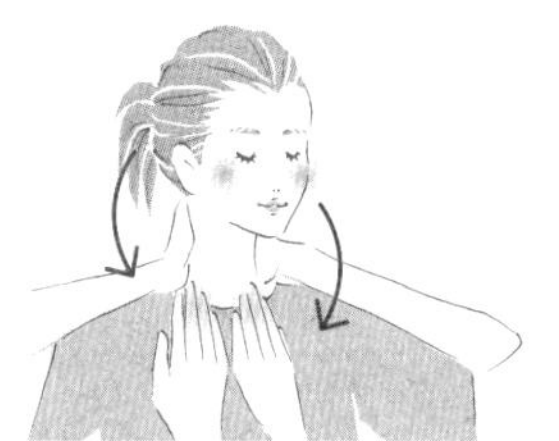

10 首の後ろに両手をあて、後ろから前へさすります。

コップ一杯の白湯を飲むだけで眠りの質は高まる

このタイプは要CHECK
時差ボケ子
眠りの浅子
寝すぎ子&寝なすぎ子
ストレスフル子

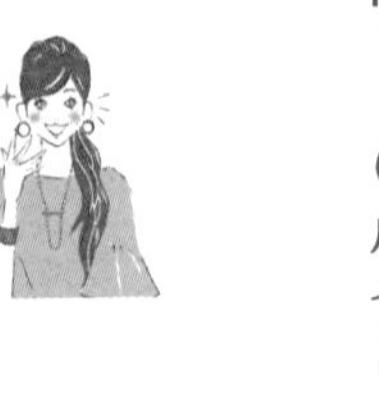

パッションフラワー：催眠、鎮静
エルダーフラワー：デトックス
ハイビスカス：美肌、快便
ハトムギ：美肌　ドクダミ：整腸、デトックス
クワンソウ：快眠
レモンバーベナ：鎮静

まず飲んでいただきたいのは、コップ1杯のお白湯。
夜、私たちが寝ている時には、汗となって体内から150～200㎖の水分が失われます。水分がこのように消失してしまうと、血液粘度が増大し、心筋梗塞や脳梗塞などのリスクが高くなってしまいます。また、水を飲みさえすれば眠りが深くなり、寝つきもよくなることが研究でわかっています。血流をよくすると深部の熱を帯びた血液が循環して深部体温が下がり、ぐっすり眠れるのです。

飲みものの**温度は、人肌程度がベスト。**冷たい飲みものは臓器の冷えを引き起こしてしまうばかりか、体温と同等に温めるだけの熱を自律神経の働きで生じさせなければなりません。お白湯の代わりに、**ハーブティもよいでしょう。**ただし、甘味料を加えず、そのまま飲むようにしてくださいね。
ちなみに「寝る前の牛乳は寝つきをよくする」という話がありますね。眠りを促すメ

［眠りによいハーブティー］

ラズベリーリーフ：イライラを落ち着かせる、安産
ラベンダー：鎮静、リラックス
カモミールローマン：神経を鎮める、胃腸を整える
マジョラム：安眠
ローズヒップ：レモンの20倍のビタミンC、疲労回復
オレンジピール：安眠、不安

ラトニンの材料のトリプトファンが含まれているから、ということのようですが……。

トリプトファンは何時間もかけてとても複雑な過程を経てメラトニンとなるため、**寝る前の牛乳は寝つきとは無関係なのです。**

カフェインが眠りを妨げる成分であるのは昔からよく知られています。飲料のカフェイン含有量を見てみると、農林水産省の調べではコーヒー（60㎎／100㎖）、紅茶（30㎎／100㎖）、ほうじ茶・烏龍茶（20㎎／100㎖）。コーラや市販のドリンク剤にも含まれています。

コップ1～2杯飲むと、通常若年者では3～4時間、高齢者ではさらに長く覚醒作用が持続します。そのため、**夕方以降の水分はカフェインを含まない麦茶、そば茶、白湯などを選びましょう。**

また、無糖ココアは体温をゆっくり上げてゆっくり下げる作用がありますし、テオブロミンという自律神経を整える成分がカカオに含まれているので眠りに一見よさそうですが、カフェインが100㎖中、10～30㎎含まれています。身体を冷やす砂糖が入っていない無糖ココアであったとしても、昼間に飲むようにしましょう。

寝る前のイライラの賢い対処法

このタイプは要CHECK
眠りの浅子
ストレスフル子

人は夜、マイナス思考になったり、イライラや不安感を感じやすくなったりします。皆さんも寝る前に、自分の将来の不安が頭をよぎったり、無性に腹立たしい気分になったりといった経験が一度や二度あるのではないでしょうか？　そんな気分になると、なかなか寝つけず、余計にイライラしてしまうことも多いでしょう。

なぜ、寝る前にネガティブ感情になるのでしょう？

寝る前に眠気がある場合、特に大脳皮質の機能が低下します。大脳皮質は、脳の情動中枢である大脳辺縁系を抑制的にコントロールしているところなので、眠気がある状態では大脳辺縁系がコントロールされず、ネガティブな気持ちが優先されるのです。

夜に彼や旦那様の嫌なところが目につくのもそのせい。**イライラした時の私たちは血管が収縮して呼吸が浅くなっており、交感神経刺激されがちです。**

そのため、カッと怒る前にまずは物理的に今の身体をよい状態にチェンジ！

熟睡POINT

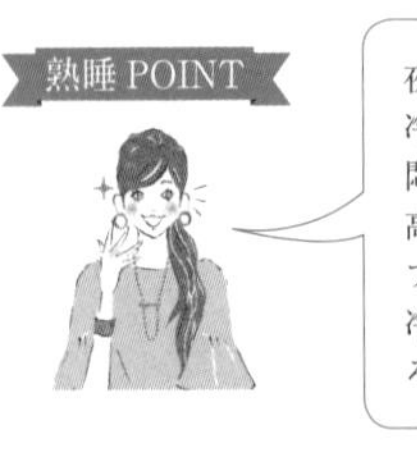

夜イライラしてしまった時は、頭を冷やすのも手。悩みごとがあって悶々としている時、脳の深部体温が高くなっています。そんな時はシンプルに、冷蔵庫で冷やしたタオルや冷却シートなどで、おでこや頭の後ろを冷やしてみましょう。

熟睡 POINT

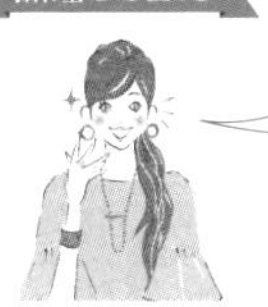

パートナーへ「こうしてほしいんだけど」と要望を伝える時は、夜ではなく、休日の昼食後が成功のカギ。太陽が高い時間帯は論理的な思考に向いていて、さらに食後は血糖レベルが高くて精神的に安定しているため、要望を受け入れてもらいやすくなります。別に相手とケンカをしたいわけではなく、要望を伝えたいだけですもんね。成功しやすい時間帯に、行うのが賢い女性です。

ゆったり呼吸をしたりストレッチをして、副交感神経を優位にしましょう。

いろいろ対策しても、まだモヤモヤしている時は、紙に「明日、○○と△△について考える」などと書き出してください。夜は脳機能が低下しているため、深堀りして考えても残念ながらいい答えは出ませんし、頭はぐるぐる堂々巡り。**モヤモヤしているのは、頭が整理できておらず、悩みを具体的に把握できていない証拠です。箇条書きで、明日考えることを書き出してからお休みするようにしましょう。**例えば悩みが3つあったとして、頭だけで考えているとそれぞれの悩みが絡み合って解決が困難に思えてしまうものです。けれど一度アウトプットして、整理して目で見てインプットすると、それぞれの悩みは独立していて意外に考えることは少なく感じられるはず。モヤモヤが消えて、すっと楽になれることでしょう。

この箇条書きは、仕事を整理して頭をすっきりさせるのにも有効です。オフィスを出る時に優先順位順に明日やることを書き留めて写メを撮っておきましょう。帰り道、仕事のことがふっと頭をよぎって整理できずモヤモヤしたら、写メをチェック。すっと楽になれるばかりか、徐々に確認しなくてもよくなっていきます。ぜひ試してみてください。

飲み会続きでも生活リズムを乱さない方法

このタイプは要CHECK

時差ボケ子

眠りの浅子

寝すぎ子&寝なすぎ子

寝つきアップのために、晩酌をされる方もいらっしゃると思います。

確かに**一時的に入眠を促進します。しかし、その後の利尿作用などから夜間後半の睡眠を妨げ、夜中に目覚めたり翌朝の寝覚めの悪さにつながるので、晩酌をするなら夕飯時（20時）まで**にしましょう。

リモートも含め、人付き合いで飲み会が多い方は、2日連続までならセーフ。体内時計の大きなズレを防ぐことが可能です。とはいえ、**翌朝に罪悪感があるようなら、いつもの入浴開始時刻までには帰る、と決めてしまいましょう。**最低限、洗髪はできなくても湯船に浸かる時間が確保できる時刻に帰宅したいものです。夕食もいつもの時間に合わせてなるべく飲み会の前半に食べるようにして、後半は楽しい話をする役割に回りましょう。お酒も、同量の水を飲めば悪酔いしません。どうしても抜けられない飲み会なら、店員さんに「日本酒っぽく、お白湯を持ってきてください」と伝えて乗り切ったっていいんです。もちろん連夜飲むのはよくないので、3日目の朝は「朝の光」をたっぷり浴びて体内時計の正常化につとめましょう。

熟睡POINT

リモート飲み会も、先に終わりの時間を決めておくことが大事。目安はやっぱり、入浴開始時刻です。結局だらだら遅くまでやって睡眠時間が削られて後悔するのはあなた。どうしても最後まで残りたい場合は別ですが、会社の付き合いで仕方な…という場合は、時間になったらスパッとフェードアウトしましょう。

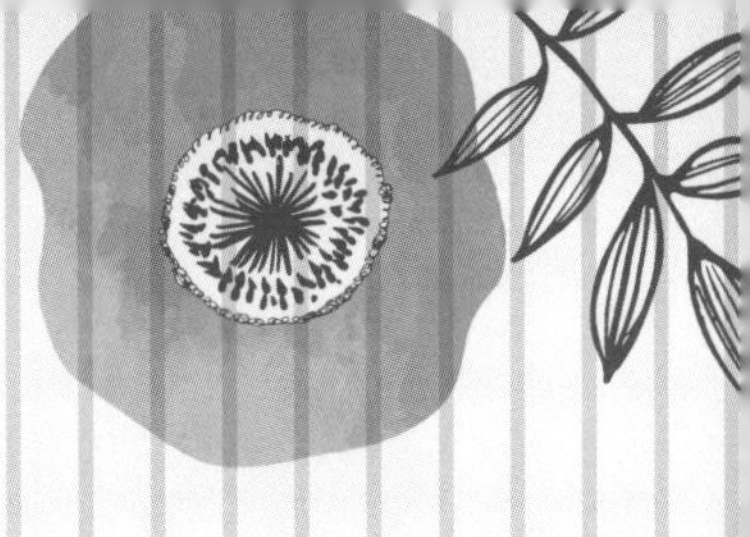

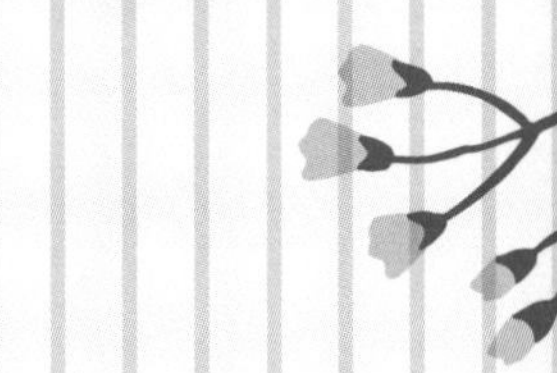

CHAPTER 3

熟睡習慣のためのベッドルーム

何を着て寝たらいいの？ エアコンはいつ消したらいいの？ 極上のベッドルームのつくり方、お教えします。マットレス＆枕選びのコツとあわせて、どうぞ。

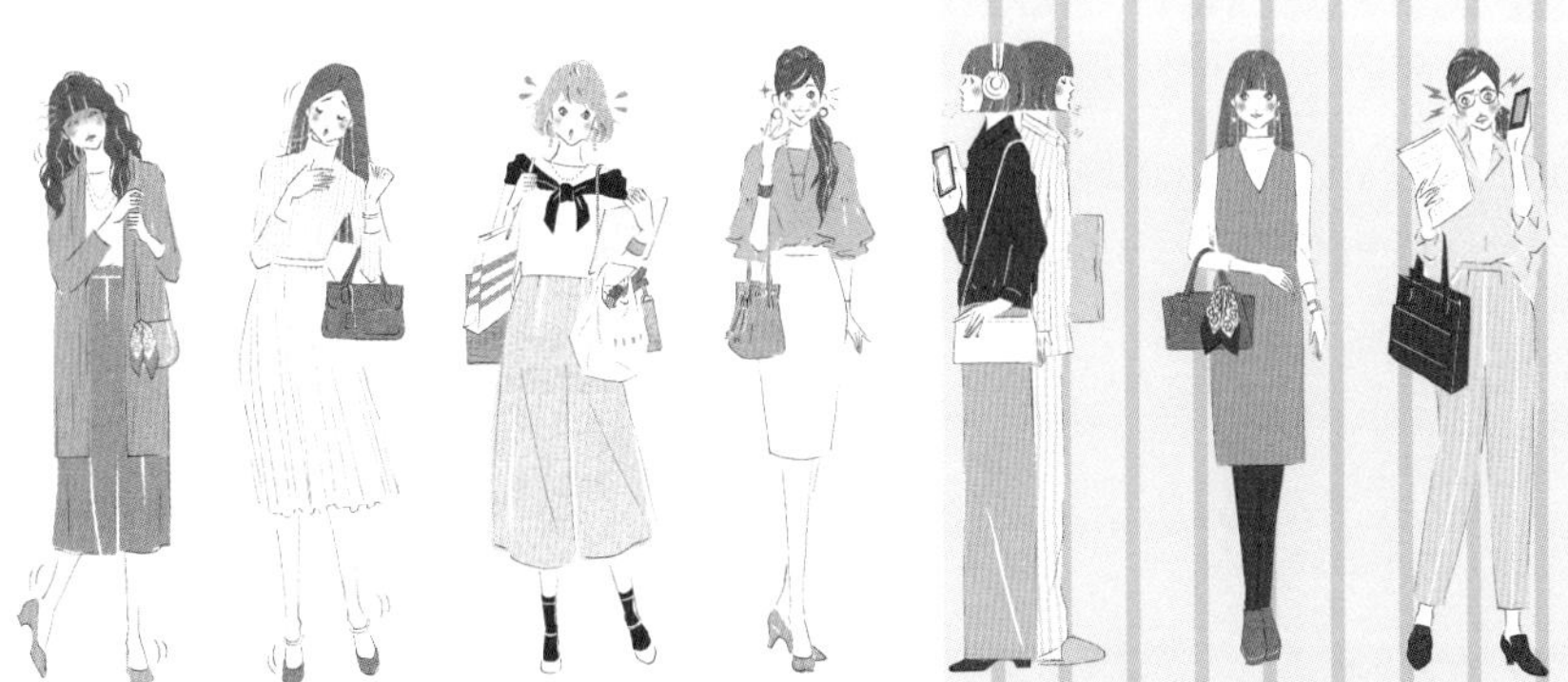

就寝中のエアコンは切ってはいけない

最近の日本の夏の高温多湿環境といったら！　睡眠に悪影響を及ぼすため、エアコンは就寝中ずっとつけておくことをおすすめします。

環境省は夏季のオフィス空調の設定温度として28℃を提唱していますが、**正常な睡眠のためには室温26℃、湿度50～60％が望ましい**と言えます。

では高温多湿環境は、睡眠にどのような影響を及ぼすのでしょう？

寝具を使用しない裸の状態で、高温多湿環境と睡眠との関係を調べた東北福祉大学の研究があります。

イラストの通り、深い眠りが得られたのはD。Cは適温ではあるものの高湿度から、中途覚醒がDの約1・3倍になっています。もっとも悪い睡眠はA。睡眠段階3～4やレム睡眠が大きく減少しています。睡眠段階3～4は、美にとって不可欠な成長ホルモン分泌を促します。筋肉や脂肪量によって適正温湿度は多少差がありますが、よい眠り

このタイプは要CHECK

時差ボケ子

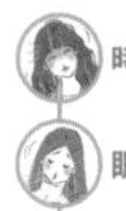

眠りの浅子

寝すぎ子&寝なすぎ子

ストレスフル子

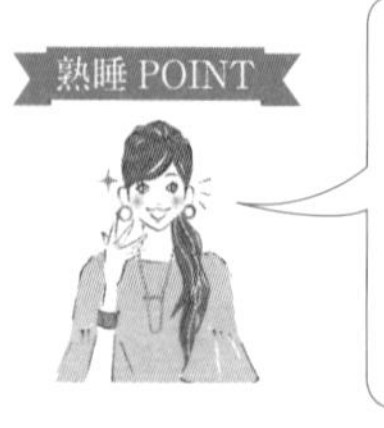

冬もエアコンはつけっぱなしでOK。冬は16～19度がいいという研究報告がありますが、入浴後に寒いと血管が収縮して冷えを感じやすいので20度くらいをキープしましょう。エアコンをつけようがつけまいが、冬は空気が乾燥します。風邪予防のためにも加湿器がマストです。

［ 寝室の温湿度と睡眠の関係は？ ］

	適温（29℃）	高温（35℃）
高湿（75％）	C　じめ　じめ	A　もわ　もわ
適湿（50％）	D　カラッ	B　あつー

※裸で寝具を使わないなら29℃が適温

を得るためには一晩中一定の温湿度に設定しましょう。つけたり消したりを繰り返す方もいらっしゃいますが、それによって睡眠が分断されるため、免疫力を低下させたり体のダルさを感じやすくなります。眠りのためには中途覚醒は避けたいですし、消費電力はエアコンのつけはじめが最大。常時つけっぱなしで問題ないこともあるのです。気になる方のみ、睡眠段階3~4を優先して、寝はじめ3時間でオフにするタイマーセットをしましょう。

風が直接肌に当たれば、それが微風であったとしても眠りを妨げることがわかっています。**風向きは体に当たらないところに一定固定を。風量は自動に**しておくと余計な電力がかかりません。エアコンを工夫してもどうしても身体に風が当たってしまう場合は、枕の位置を変えましょう。

パジャマに着替えるだけでよく眠れる

このタイプは要CHECK
時差ボケ子
眠りの浅子
寝すぎ子&寝なすぎ子
ストレスフル子

快眠のために、夜の過ごし方を改善し、睡眠に適した環境に整えたら、次は寝具を整えてみましょう。皆さんは寝る時はどんな服装をしていますか？　夏は短パンにキャミソール、という方は考えを改めたほうがよいかもしれません。皮膚からの汗や皮脂が寝具に付着するため寝具のこまめな洗濯が必要になりますし、汗が皮膚にまとわりつき深部体温の低下を妨げる可能性もあるからです。部屋着とパジャマを兼用されている方は、締めつけによって寝返りを妨げられたり、熟睡スイッチのON&OFFの切り替えに課題が生じる可能性があります。だからこそ、パジャマを着用して寝ることを推奨しています。

パジャマを選ぶポイントは「締めつけ」「素材」「シーズン」の3つ。

そのうち**素材は、通気性に優れた綿やシルクがおすすめ。**肌触りのよい柔らかい綿は、かたい麻素材に比べて副交感神経の活動が優位になると言われています。とはいえ、シルクは洗うのが大変でシワになりやすいのが困りもの。普段使いはバシャバシャ洗える綿100%のものにしましょう。

[正しいパジャマの選び方]

締めつけで選ぶ

睡眠時には何度も寝返りを打つため、寝姿勢の変化があります。そのため、身体を締めつける衣服や強いガードル、はだけやすいネグリジェは寝返りを妨げる可能性があるので、**締めつけがなく、体温調整のしやすいパジャマを着用しましょう。**

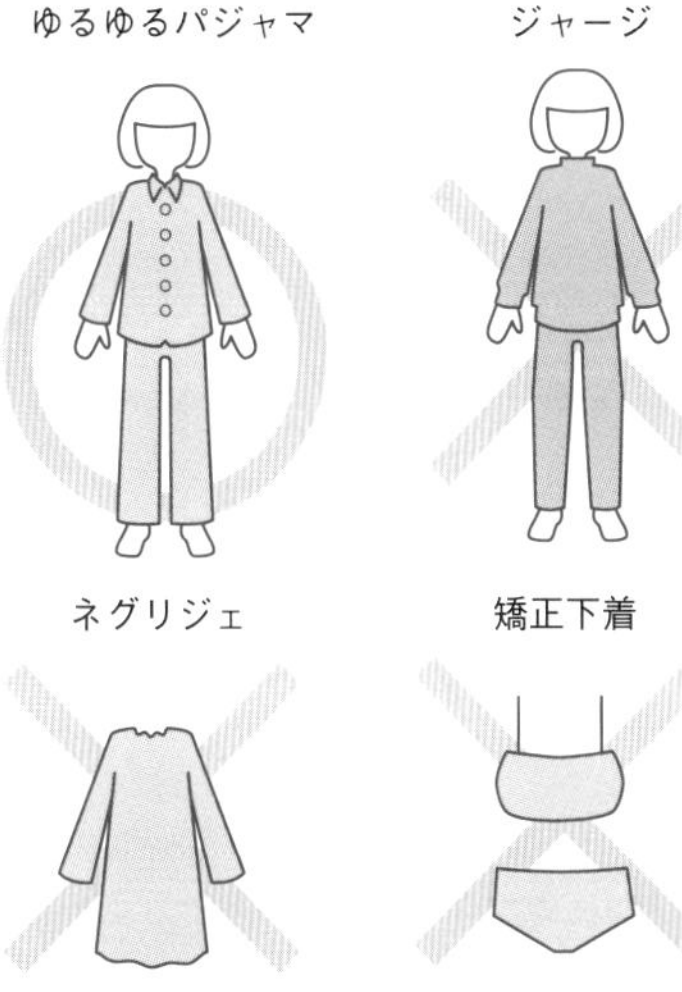

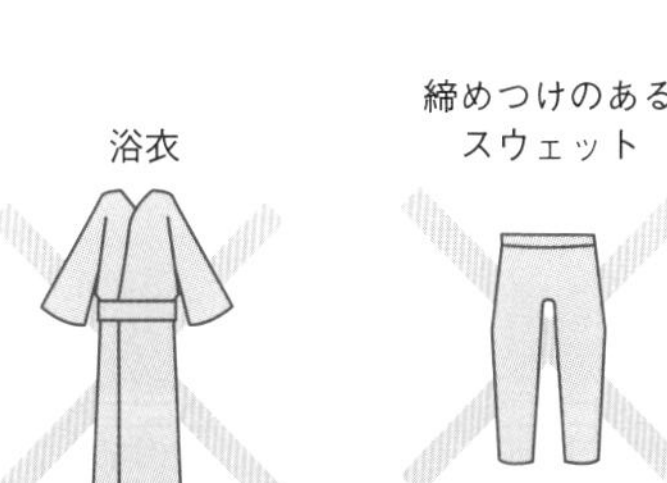

シーズンで選ぶ

季節に応じてパジャマは使い分けたほうがよいでしょう。夏場は半袖半ズボンのパジャマ着用が多いと思いますが、長袖長ズボンがベスト。コップ1杯以上の汗をかくため、シーツに汗や皮脂が付着しやすかったり、寝冷えする可能性もあります。汗で肌に張りつかず、袖や裾からの風通しがよい素材を選ぶようにしましょう。レッグウォーマーも、エアコンの冷気から体を守るために着用すると意外に快適です。夏ほどではないにせよ冬でも発汗はあるので、吸水性・通気性がいいもの、そして寒さを凌ぐ保温性のよい素材を選びましょう。また首元や足元からの冷気を防ぐネックウォーマーやレッグウォーマーもおすすめ。**ただし、靴下は就寝中の温度調整の妨げになるのでNG。**寝る前まで着用し、就寝時には脱ぐか、寝ている間に自然に脱げやすいホールド力の弱い靴下を履くようにしましょう。

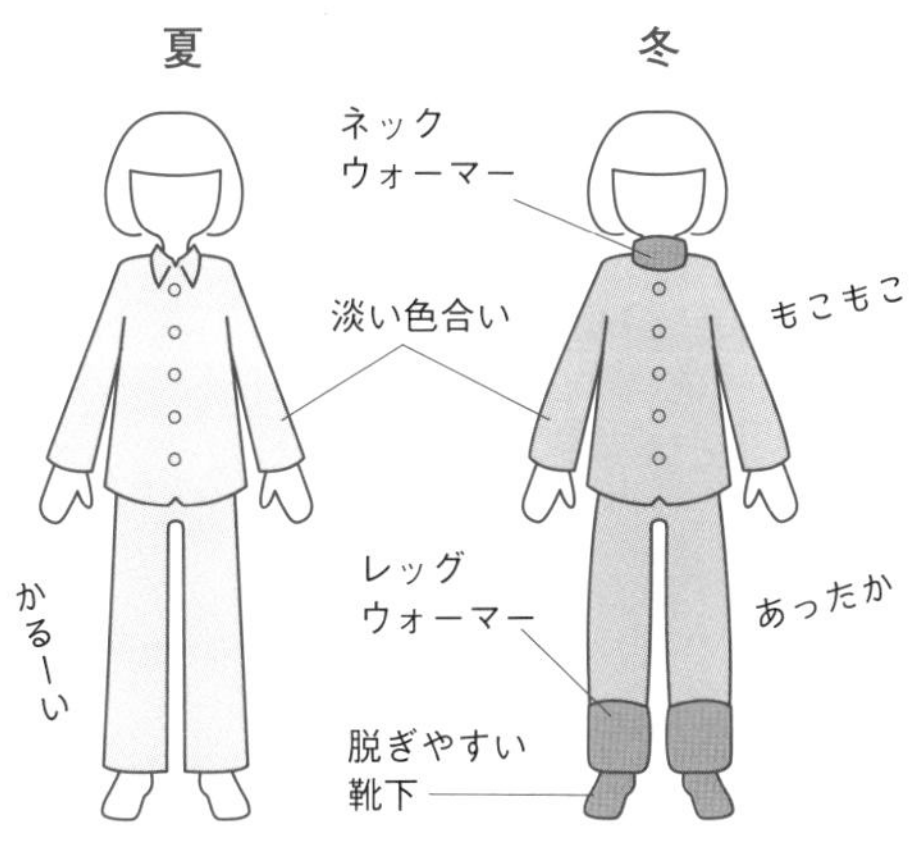

マットレスの賢い選び方
掛け布団は年中出しっぱなしでＯＫ

このタイプは
要CHECK
時差ボケ子
眠りの浅子
寝すぎ子&
寝なすぎ子
ストレス
フル子

ここからは、熟睡するための寝具選び。まずはマットレスを選びましょう。自分の身体にフィットするマットレスは睡眠満足度を上げ、成長ホルモンの分泌量を増加させる、という研究報告もあります。ここは慎重に選びたいものです。

マットレスを選ぶ時は、自然に立っている姿勢をほぼそのまま横にした姿を維持できるか、寝返りが打ちやすいか、一か所に体圧がかかりすぎていないか等を考慮します。最近はマットレスが硬くても柔らかくても、体圧分散性に優れ、寝返りが打ちやすいものも多いです。固定概念は一度捨て、寝心地のよさを優先していいでしょう。**ただし、床に敷く昔ながらの敷布団は、このような体圧について考慮されてはいません。**よい眠りを得るには、やはり眠りに特化して考えられたマットレスがいいでしょう。

寝返りのしやすさや身体のふんわりとした包み方など、寝てみないことにはわからないので、まずはざっくり同じ価格帯のマットレスを、柔らかめ・固め・中間で試してみましょう。目を閉じて、毎晩この上でどんな眠りが得られるか、マットレスを背中に感じながら静かに想像してみてください。柔らかさは自分の感覚で選んでOKです。そのあと、例えば柔らかめのものがいいと思ったら、自分の予算と相談して、その価格帯のマットレスに複数寝転がって選ぶとよいでしょう。予算があまりないようなら、低価格が売りのメーカーの最上級ラインを試すのもありです。その価格内での最高の機能を備えた素材を使っているはずなので、基本的に間違いありません。

マットレスを選んだら、次は掛け布団です。軽くて保湿性や吸湿・放湿性に優れる羽毛布団を用意しましょう。主な詰め物は3種類。ダック▽グース▽マザーグースの順番で、高品質で軽いのに暖かくなり、その寝心地の素晴らしさに感動する方もしばしば。収納などに困る方も多い布団ですが、基本的に年中出しっぱなしでいいと考えています。睡眠の質を高めるために、暑い時期はエアコンをつけっぱなしにすることを推奨していますが、体温が最低温度になる早朝に寒さを感じた時のため、自然に体にかけられる布団は近くにあったほうがいいでしょう。寒暖差のある季節の変わり目にも重宝しますし、寝はじめの際に必要なければ膝と膝の間に挟んで抱き枕の代わりにもなります。冬は羽毛布団にプラスして、体の下のシーツと上にかける毛布を天然素材の保温度の高いものにして、エアコンで最適温度に設定すれば、快適におやすみできます。

「高さ」にこだわって枕ジプシーから卒業する

このタイプは要CHECK

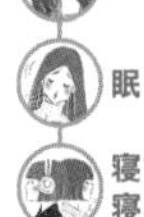

時差ボケ子
眠りの浅子
寝すぎ子&寝なすぎ子
ストレスフル子

熟睡POINT

寝始めの時の寝姿勢を枕を使って維持するのは、とても重要なこと。熟睡するためにもっとも重要なのは、寝始めてから30分以内に深い眠りに落ちることだからです。

頭と首の筋肉や骨に負担をかけず、無理のない姿勢を維持する上で、枕はとても大切な寝具です。

枕は頭だけを乗せるだけのものではなく、首すじ（けい椎部分）のスキマを埋めるもの。自分の肩口に枕があたるくらい、深めに頭を乗せるのが正しいあて方と言えます。そうしないと、首にかなりの負担がかかってしまいます。朝方、首や肩がいつも疲れている方は、枕を正しく使用できていないか、枕の大きさや高さ、素材が合っていない可能性が。左ページのイラストを参考に、ご自身に合った枕を選びましょう。首にシワが入るようなら高すぎます。気道が圧迫され、いびきをかきやすくなりますし、頭が沈んで顎が上に向いているようなら低すぎでむくみや首痛の可能性も。

枕はオーダーが安心ですが、オーダーでなくても最低5ブロック（左・中央上段・中央中段・中央下段・右）に分かれていて、**中の詰めものを手で出し入れできるものがGOOD**。仰向け寝、横向き寝ともに、体に合った最適な高さになるよう、調整しやすいからです。自

[正しい枕の選び方]

あお向け寝も横向き寝も両方、枕の高さを確認する必要があります。

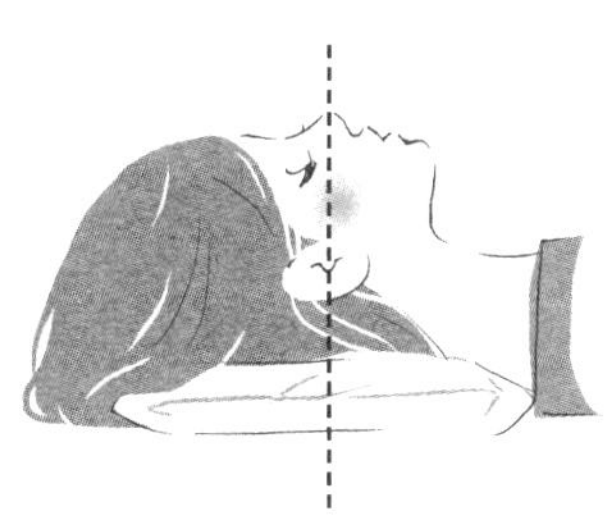

あお向きで寝る際の枕の高さは、耳の穴の前にあるぽこっと突出している点と、眼球が入っている頭骨の穴の下縁の瞳孔のすぐ下の点の角度がほぼ垂直になるように！

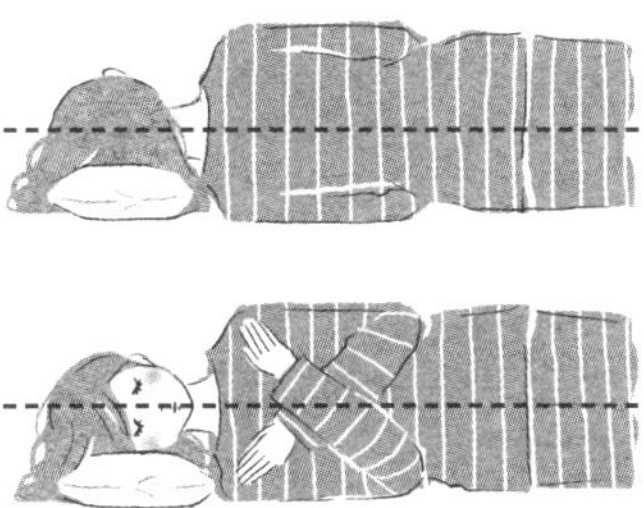

横向きで寝る際の枕の高さは、両手を胸の前でクロスして、目と目の間、顎の真ん中、胸のライン、クロスした腕の交差点を通る線がまっすぐになるように。また、背骨のラインと頚椎のラインがまっすぐになっていればOK。

宅に持ち帰ったら、オーダーの方も含め、**自宅のマットレスに合うよう微調整します**。これは自宅のマットレスが変わった場合も同じです。必ずセットで調整するようにしてください。セルフタイマーなどで寝ている姿を撮影して自分で見るのもよいでしょう。

ちなみに、**横向き寝の時は抱き枕が必須です**。横向き寝の場合、マットレスとの接地面積が狭く安定性がないため、抱き枕で寝姿勢をサポートたほうがよいでしょう。寝姿勢が整っていれば、寝始めからの深い眠りまでの到達時間が早くなるという研究報告もあるくらいです。抱き枕を使ったほうが寝起きの眠気が少なく、睡眠満足度が高く、疲労回復度が高いというデータもあります。抱き枕がなければ、クッションや布団を脚に挟むだけでもOKです。

パートナーのいびき対策で免疫力を高める

熟睡POINT

音の大きさの目安は、電気スイッチの操作音が48 db、水洗トイレが80 db超、台所シンクに水が落ちる音が50〜60 db。40 dbという状態が、いかに静かであるかおわかりいただけると思います。

工事現場で寝るよりも、波の音が遠くに聞こえる静かな寝室で寝たほうがぐっすり熟睡できるように、寝室内の音量が大きければ当然睡眠に悪影響を及ぼします。音の単位は「db（デシベル）」で表されますが、**寝室環境の音は40 dbを超えると寝つきの悪化だけでなく、睡眠中の覚醒の頻度および浅い睡眠（睡眠段階1）の増加が見られます。たとえ目覚めなくても、音にともなって身体を動かす回数が増加するため、浅い睡眠の出現が多くなってしまうのです。結果、翌朝の熟睡感や爽快感が低下する**だけでなく、睡眠を分断されることにより、免疫力の低下も考えられます。また、連続音よりも、間隔を置いて発生する音のほうが睡眠深度が低下するため、パートナーのいびきなどのほうが影響が大きいです。外の音なら、二重窓や窓に装着するボード、ホワイトノイズのアプリを使うなどして音をマスキングするとよいでしょう。いびきなどには耳栓を用意の上、気道周りの脂肪を減らすためにヘルシーな食事を出したり休日一緒に運動したり具体的な対策をしてみましょう。

このタイプは要CHECK

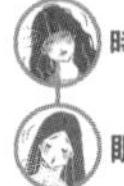
時差ボケ子

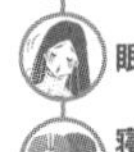
眠りの浅子

寝すぎ子&寝なすぎ子

ストレスフル子

寝室の二酸化炭素濃度を下げる

ベルギーのゲント大学の研究で、**室内の二酸化炭素量を減らすだけで睡眠の質が向上**したという研究報告があります。夏はエアコンをつける前に、窓をあけて換気をするようにしましょう。気温湿度も下がるので一石二鳥。ただ、どうしても睡眠の後半に二酸化炭素濃度は高まります。扉を2センチほど開けましょう。部屋の中にサーキュレーターなどがあれば、扉の外に向けて設置すればなお、よしです。また、空気中のアレルゲンやホコリは床に溜まるため、床から30センチのあたりの汚染濃度が高いです。空気清浄機の設置はもちろん、床に敷く布団ではなくベッドのほうが安心です。

寝具には、ダニやノミが大好きなヒトのフケや垢、髪の毛などが付着しているため、**まずは毎週末にはシーツを洗濯し、掃除機でマットレスや床をこまめに掃除。**朝セットすればシーツを自動で掃除してくれる掃除機もあります。もしもパジャマがポリエステル素材なら、洗濯の頻度を減らすためにも、汚れや汗を吸着してくれる綿に変えることをおすすめします。

このタイプは要CHECK
時差ボケ子
眠りの浅子
寝すぎ子&寝なすぎ子
ストレスフル子

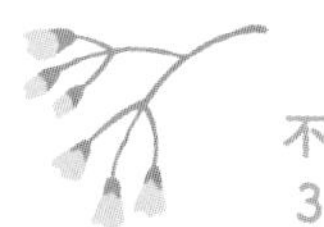

不美人習慣を
3日で整える

熟睡の
練習帳

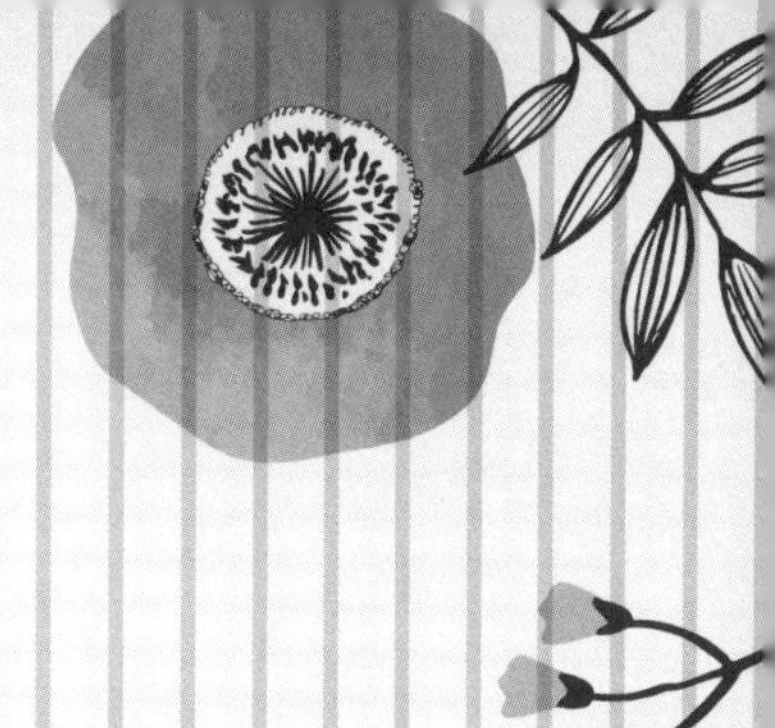

CHAPTER 4

熟睡美人のための入浴習慣

「うっとり確定」の入浴手順で熟睡スイッチがONになる！バスルーム環境の整え方、体調別のおすすめ入浴法、浴槽でできる簡単ストレッチ、乾燥から肌を守るタオルの使い方etc.――いずれも美人の秘けつです。

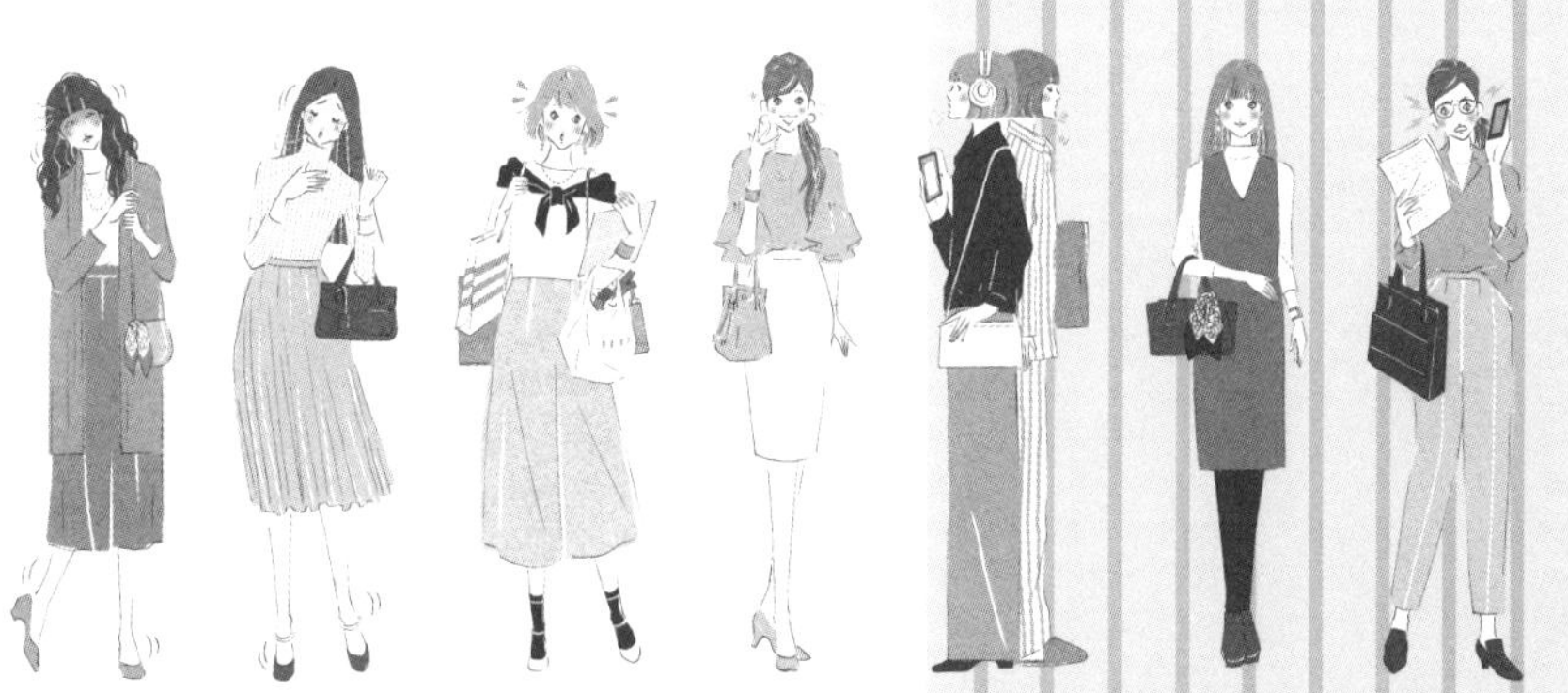

熟睡スイッチをONにする入浴手順

このタイプは要CHECK
時差ボケ子
眠りの浅子
寝すぎ子&寝なすぎ子
ストレスフル子

入浴は、身体を清潔にするだけでなく、〈温熱・静水圧・浮力〉効果などによる血行促進や美肌、むくみ解消、疲労回復などが期待できる、「自宅でできる美容エステ」。なかでも、「簡単に副交感神経を刺激させる」という最大のメリットがあります。こんなメリットが日本の文化「お風呂」にはあるのですから、シャワーだけで済ませるなんて、もったいない！

ここからは、心と身体を潤わす入浴をさらによいものに、そして熟眠スイッチをONにし、美をさらに深めるための正しい入浴法をご紹介していきます。

まずは浴室の環境から。左ページの「基本のうっとり入浴法」をご覧ください。うっとり入浴法で重要なことは、温感だけでなく、視覚、嗅覚、聴覚などを用いることです。というわけで、まずはお風呂に入る前に浴室環境を整えましょう。その後、かけ湯、入浴、洗髪……へと続きます。

ちなみに目が悪い方限定ですが、お風呂上がりからは眼鏡をかけず、何も見ないと決めるとよいです。私たちはピントを合わせ、ものを正しく見るための筋肉を日々酷使しています。さらに、加齢やストレスにより自律神経が乱れれば、筋肉が凝り固まり、眼精疲労や視力低下、目の病気のリスクも上がります。

だから、**あえてピントを合わせない時間をつくる**のです。お風呂上がりの血流がいい時に目の筋肉がほぐされると、自然と身体も心もうっとり。熟睡スイッチがONになります。

また、お風呂上がりは部屋の汚れや顔の毛穴などは見て見ぬふりをすることも大切です。そこから掃除をし始めると、お風呂の温熱作用による体温コントロールがうまくいきません。そうならないためにも、入浴を行う前に寝室の環境を整えておきましょう。毛穴のケアは1日にしてあらず。熟睡して成長ホルモンをしっかり分泌すれば、自然に美肌は手に入ります。

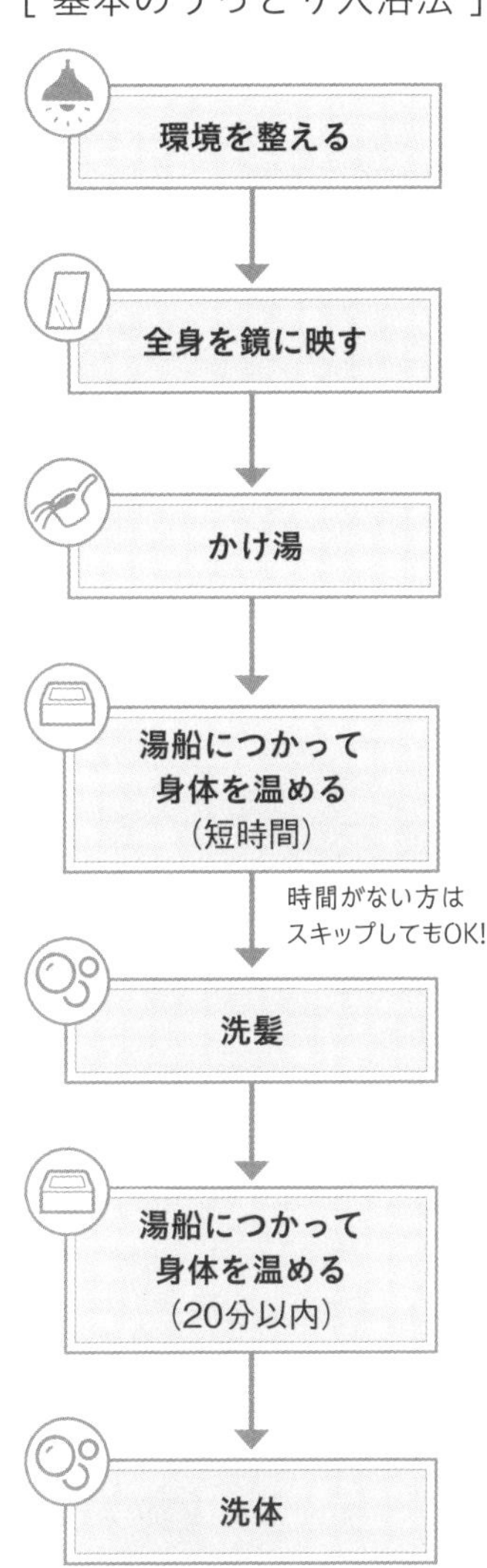

美人をつくるバスルーム環境

このタイプは要CHECK

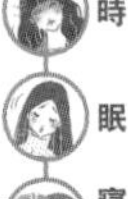
時差ボケ子

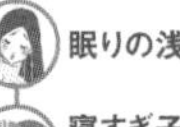
眠りの浅子

寝すぎ子&寝なすぎ子

ストレスフル子

テレワークが増えて家族と一緒の時間が増えたことで、必然的に1人の時間は減りました。けれどもお風呂は唯一、1人の時間を楽しめる場所。だったら最高に心地よい空間にしない手はありません。

熟睡スイッチをOFFにしないためにも、**お風呂場の電気は基本的につけないように。**脱衣所の光は結構明るいので、それで十分です。もしもお子さんがいて、怖がるようなら、お風呂用の防水加工された照明を用意しましょう。お風呂のお湯の色を変えてくれる、お風呂に浮かべるタイプのライトもおすすめです。夏は清涼感のあるブルー、冬は暖かさを感じるオレンジに灯せば、幻想的でお風呂時間が楽しくなることうけあいです。せっかく居間では睡眠前に適した光調整を行っているのですから、眠りを促すメラトニンの合成を妨げないように、浴室の照度も調節しましょう。

音も就寝前のうっとり習慣の時と同様に、防水加工のスピーカーでトロイメライなど呼吸数よりもゆっくりとしたテンポのヒーリング音楽を流し、副交感神経系を刺激しましょ

熟睡POINT

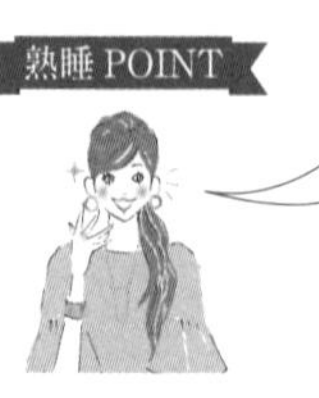

石油からつくられたパラフィンを用いたキャンドルは、有害物質を放出するため人体によくありません。浴室など密室で使う場合は、ミツバチの分泌物からつくられる蜜ロウや大豆由来のソイワックスを原料とする上質な天然のキャンドルを使いましょう。ただし二酸化炭素は放出されますので、換気扇を回してください。

う。お風呂用スピーカーは100円ショップでも売っていますから、コストもほとんどかかりません。

浴室は反響するので、音が響きます。身体全体で振動を感じることができるので、よりリラックス効果が期待できるのです。海の音や雨の音などを流せば、お風呂の水との一体感が感じられて、ふわりと力も抜けるでしょう。浴室で歌うのも◎。密を避けて行く機会の減ったカラオケ気分です。声が響いて気持ちがいいだけでなく、息継ぎの際に通常よりもたっぷり空気を吸うため、よりリラックスできます。

香りにも力を入れたいところ。就寝前のうっとり習慣タイムに登場した精油のラベンダーで高まった交感神経系を低下させたり、ゼラニウムやジャスミンなどのフローラル系、フランキンセンスやベンゾインなどの樹脂系の香りで、高ぶった心を落ち着かせましょう。

上記のように3~5滴、浴槽に滴下するのもよいですが、有効成分が揮発しやすく香りの持続時間が短いため、温湯を注いだマグカップや洗面器などに1~3滴入れて芳香浴を楽しむのもよいでしょう。

[ホッと一息、アロマレシピ]

材料

ガラスのカップ
つまようじ
無水エタノール …… 5mℓ
ヒノキ …… 2滴
ラベンダー …… 1滴
ホーウッド …… 1滴

作り方

ガラスのカップに無水エタノールを入れ、精油を加えて軽く混ぜます。お風呂に入る直前に湯船に入れ、軽く混ぜてから入りましょう。

入浴前の美人磨き

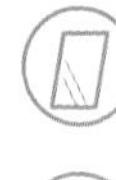
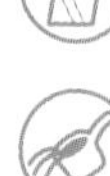

身体のラインが美しいモデルや海外セレブは、入浴前に鏡でボディチェックをするそうです。キレイなプロポーションを維持するには、現状を把握することがとても大切なんですね。

実際、入浴時は全裸になる唯一の時間。普段見えない、背中やお尻もくまなく観察しながら、触って身体の肉付きの確認を。**体重よりも見た目体重が大切です。**現状を把握して自分自身を見つめることは、日ごろの生活習慣を振り返るよい機会になります。

この時に乳がんチェックも行いましょう。鏡の前で真正面や真横、バンザイした時など、乳首のくぼみや向きはどうか、引きつりはないか等をチェックしてください。身体を洗う際には、石けんを使ってしこりがないかも確認しましょう。入浴中に素肌状態を確認するために、手鏡も準備しておくのもいいですね。

また、化粧品による肌の詰まりがあれば、その後の入浴の際に汗と汚れが相まって肌荒れにつながる可能性があるため、浴室に入る前に化粧を落としておきます。

浴室に入ったら、ぬるめのお湯やシャワーを心臓から遠い手足の末端から心臓方向に向けて温めましょう。身体を温めて末梢血管を広げ、血圧の急上昇を防ぐためには大切なことです。

短時間の入浴でものぼせてしまう方は、湯船につかる前に頭から「かぶり湯」をしてみてください。草津温泉の伝統的な時間湯は48℃の高温浴ですが、入浴を可能にしているのは、かぶり湯などのかけ湯を行っているということも理由のひとつ。しゃがんで頭を下にして、頭にタオルを広げてお風呂のお湯やシャワーをかけると耳にお湯が入りません。普段は立ちくらみのない方でも、温泉等に入る時には行うことをおすすめします。

洗顔は湯船につかってからでもよいのですが、吹き出ものなど肌トラブルを抱えている場合は悪化する可能性もあるため本格的に湯船につかる前がよいでしょう。皮脂分泌が多くない方や、浴室が寒くない方は、お風呂から出る直前に洗顔をしていただいて構いません。

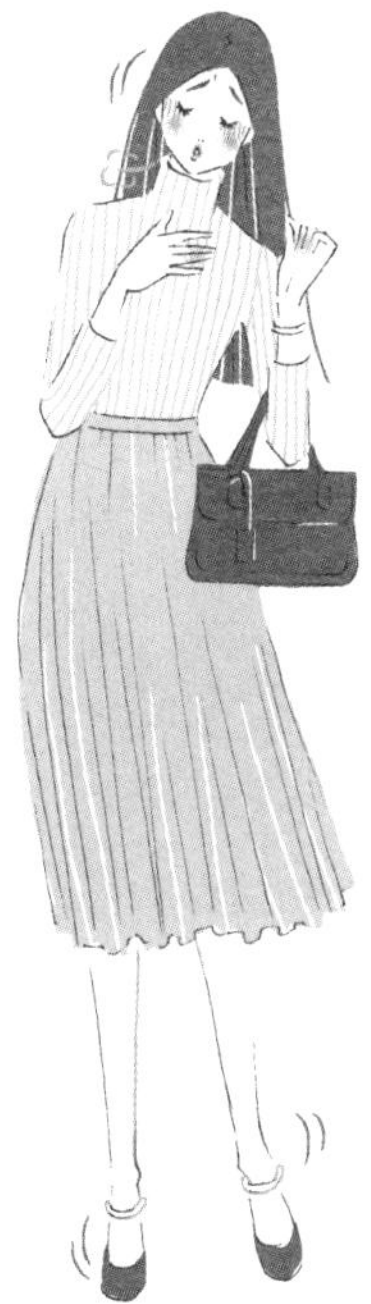

40℃以下の極楽タイムで熟睡スイッチをONにする

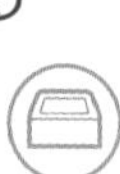

このタイプは要CHECK
時差ボケ子
眠りの浅子
寝すぎ子&寝なすぎ子
ストレスフル子

それではお風呂につかりましょう。熟睡スイッチをONにするつかり方は2通りあります。まずは**深部体温を一度上げ、そこからの急降下を利用して眠りにつく**方法です。生理前などは深部体温が下がりにくくなるので、こちらがおすすめです。40℃のお風呂に15分、または炭酸ガス系の入浴剤を溶かしきったお湯に10分つかってください。

2つ目は、**副交感神経を優位にさせてリラックスして眠りにつく**つかり方です。なんだか不安感があったり憂鬱だったりする時、心を整えたいなと思ったら、こちらがおすすめ。40℃以下のぬるめのお風呂にバスオイルを入れ、香りを楽しみながらつかってみてください。**副交感神経が働き、心も身体もホロホロほぐれて心地よくリラックスできます。**

42℃以上は交感神経が優位になりやすいため、好んで入らないほうがよいでしょう。また41℃は副交感神経と交感神経の入れ替わりの温度。「寒いから」と高めの温度に設定しがちですが、うっとりするためには、40℃以下のお風呂にゆっくりつかることが大切です。ともあれ、基礎体温の違いによって感じ方は様々。あくまで目安でOKです。しばらく入っ

熟睡POINT

湯舟に浸かっている部分の面積が広いほうが、血管が拡張して温熱作用が増します。半身浴は汗がドバッと出るとよく言われていますが、結局は汗の見える範囲が広いだけで、全身浴より温熱作用が高いわけではありません。

てみて、心臓の鼓動が早くなるようなら、温度を下げてくださいね。

なお、鎖骨下には、身体中から集められたリンパ液が流れ込む静脈がありますし、肩や首こりの緩和のためにも、お風呂には肩までつかりましょう。**半身浴では十分に身体を温められないので、高血圧や心不全など持病がある方を除いて、半身浴ではなく全身浴を選択するように**してください。長湯が好きとか、お風呂に入りながら読書したい人など、そもそもの習慣として長風呂がある方なら、全身浴より半身浴のほうが身体への負担は小さいでしょう。その場合は、肌が乾燥しないよう、保湿系の入浴剤を必ず入れるとよいです。

また、より心地よく「うっとり」するためにも、呼吸と浮力を利用しましょう。

①血圧の急上昇を防ぐため「はぁー」と息を吐きながら湯船につかる。
②くつろいだら、頭を湯船の端に預けます。腕には力を入れずに。
③口から静かに細く長く息を吐き、体を緩めます。
④鼻からゆっくりと吸い込んで充満させます。身体がお湯にふんわりと浮いてきます。
⑤呼吸とともに身体をふんわりと浮かしながら、その状態をうっとり楽しみます。

入浴剤を使って深い眠りとキレイを手に入れる

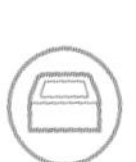

バスタイムには先ほどご紹介したアロマのほか、入浴剤を使うことをおすすめしています。

日本のさら湯は、お肌よりも浸透圧が低いため、ゴシゴシこすらなくても汚れがとれるというメリットはあるものの、その分お肌に刺激を与えやすいのが問題です。加えて塩素が含まれているので、肌荒れや乾燥トラブルの元。ですから、入浴剤を入れてある程度保護する必要があります。最近の入浴剤には塩素除去をはじめ、温熱効果や保湿度、保温度を高めるものがたくさん出ています。

また、入浴剤の色によって、様々な心理的効果を得ることができます。夏場によく発売される清涼系の入浴剤には、水色の着色がされていることが多いですよね。これは、暑い日でも水色のお湯を見ると、実際の温度よりも低く感じるため。同様に、冬に温熱効果を高めたいなら、寒色系よりも暖色系の入浴剤がよいでしょう。左ページの表でおもな種類をご紹介しています。好みのものを見つけて活用しましょう！

このタイプは要CHECK

時差ボケ子

眠りの浅子

ストレスフル子

[入浴剤いろいろ]

炭酸ガス系

■ぐっすり眠りたい方
■疲労が蓄積している方

炭酸水素ナトリウム、炭酸ナトリウムなどのアルカリ成分にクエン酸、フマル酸などの酸性成分を加え、シュワッと二酸化炭素が発生する入浴剤です。毛細血管が拡張して血流がよくなるので、短時間で温熱作用が高まります。深部体温を高くして寝つきをよくしたい方、疲れが蓄積している方に。

無機塩類系

■冷えを改善したい方
■しっかり温まりたい方

硫酸ナトリウム、硫酸マグネシウム、塩化ナトリウムなどの成分が配合され、「○△温泉の素」などと書かれた入浴剤や、バスソルトなどはこの分類です。皮膚表面の温度が高くなり保温効果があるため、冷えの課題がある方におすすめです。

スキンケア系

■乾燥肌の方
■肌の刺激を和らげたい方

植物油やセラミド、スクワランなどの保湿成分が入っていたり、塩素除去と謳っている入浴剤。アスコルビン酸（ビタミンC）は塩素を中和するため、こちらに分類されます。長時間湯船につかりたい方、乾燥の季節などに肌を労わりたい方はお使いください。

酵素系

■肌のゴワツキやくすみが気になる方
■肌を清潔に保ちたい方

パパイン、パンクレアチンなどのタンパク質分解酵素が配合されています。肌表面の角質を分解してして、汚れや古い角質を取り除く働きがあります。週1 回など、定期的に使用することで、肌のゴワツキやくすみなどの改善が期待できます。

薬用植物系

■温熱効果を高めたい方
■肩や首にこりがある方

「薬湯風呂」と言われているもので、センキュウ、トウキ、トウガラシ、チンピ、ショウキョウ、ショウガ、ヨモギなどがあります。生薬をそのまま袋に入れたものや、抽出したエキス、その成分に似たものを使って作られています。生薬の種類にもよりますが、血流を促す作用のものが多いです。

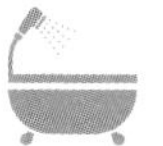

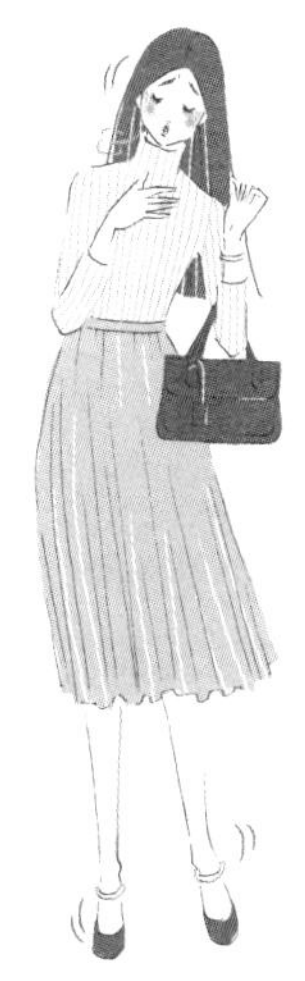

快便・美肌・ほっそりが叶う入浴法

基本のうっとり入浴のほかにも、目的に応じて様々な入浴法があります。便秘解消や美肌、むくみ解消といった健康・美容効果のほか、スポーツ後や仕事前の入浴法まで。マスターすれば、快便も美肌もほっそりも自在！

便秘を解消したい時

副交感神経を優位にするため、40℃ほどのぬるま湯にゆったりつかり、大腸の流れに沿って直腸付近まで指圧を行います。滑りが悪い場合は、脂溶性のオイルを用いましょう。便秘には食生活、自律神経の乱れ、運動不足など様々な原因があるため、生活習慣を改善することが先決です。また、睡眠中の消化器系の副交感神経を働かせ、十二指腸から分泌される消化管ホルモンのモチリンの分泌を促すように睡眠の質を高めることも大切です。

美肌を保ちたい時

38～40℃のぬるめのお湯に、肌がふやけない程度につかりましょう。さら湯は、塩素が含まれているため肌への刺激が強いので、入浴剤の使用や、二番湯をおすすめします。水分が肌についた状態が続くと、水滴の蒸発とともにどんどん肌が乾燥するため、入浴後は素早く浴室内でタオルで水分を拭ったあと、浴室内でクリーム類を塗布し、肌の湿度を保つよう心がけてください。

[入浴法は目的に応じて変えましょう]

スポーツ後の筋肉の疲れをとりたい時

38〜39度のお風呂に15分ゆっくりと入浴します。スポーツ後に炭酸ガス系の入浴剤を入れた湯船につかることで、さら湯や入浴なしよりも、疲労物質である乳酸の値が低下するという研究報告もあります。試してみましょう。

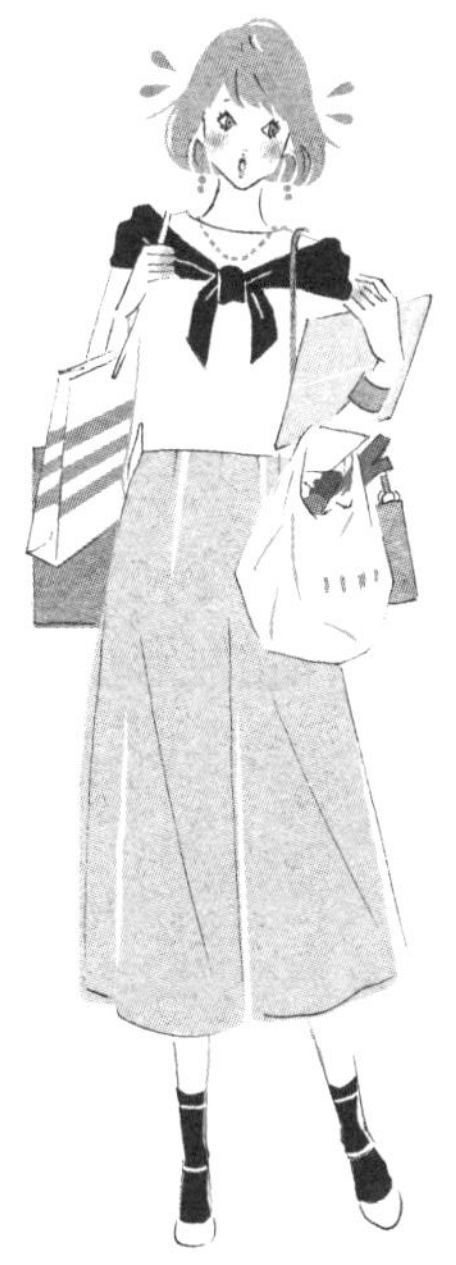

むくみを解消したい時

お湯の量や体格差にもよりますが、だいたい500kgの水圧がかかることになります。つまり、何もしなくてもお風呂に入るだけで特に下半身の静脈やリンパ管が圧迫され、むくみ解消につながるのです。それでもむくみがひどければ、約41℃のお湯に３〜５分つかり、３〜５分休憩する入浴法を３〜５回繰り返してみましょう。血管やリンパ管の圧力を交互に変えることで血液の循環がよくなり、むくみが解消しやすくなります。

仕事前にシャキッとしたい時

高い位置に設置したシャワーヘッドから42℃ほどの熱い湯のシャワーを全身で浴びます。熱い湯の温浴や冷たい水のシャワー、水圧の高いシャワーは血管の交感神経系を刺激し、心身の緊張を促して活動しやすい身体に変化させます。長湯は、身体の疲れにつながるためＮＧです。ちなみに、寝起きすぐにシャワーを浴びると身体への負荷が強く、大変危険です。太陽を浴びて水分や朝食を摂って、体温がある程度上昇してからシャワーを浴びるようにしましょう。

風邪気味に効く！　免疫ＵＰ入浴術

ここでは、風邪気味の時の入浴法をご紹介します。もちろん、お風呂に入る体力や気力がなかったり、高熱がある場合は無理して入る必要はありません。「なんとなく風邪気味かもしれない」と感じた時に試してみるとよいでしょう。

私たちの身体には、自己回復力を高めたり、免疫細胞の活性を高めてくれるＨＳＰ（ヒートショックプロテイン）というたんぱく質が存在しています。そのため風邪気味の際には、このＨＳＰを増やすことがとっても重要だと言えます。

ＨＳＰは、身体に何かストレスが加わった時に増加するのですが、一番手っ取り早いのは、「お風呂」という熱ストレス。ということで、風邪のひきはじめには、ＨＳＰを増やす入浴法を行ってみましょう。

基礎体温を測りながら、左ページ図の水温と時間を目安に入りましょう。ただし、中途半端な体温上昇だとお風呂上がりに身体が余計に冷えてしまい、風邪が悪化する可能性があるので、やる時はしっかりと行ってください。

[HSPを増やす入浴法]

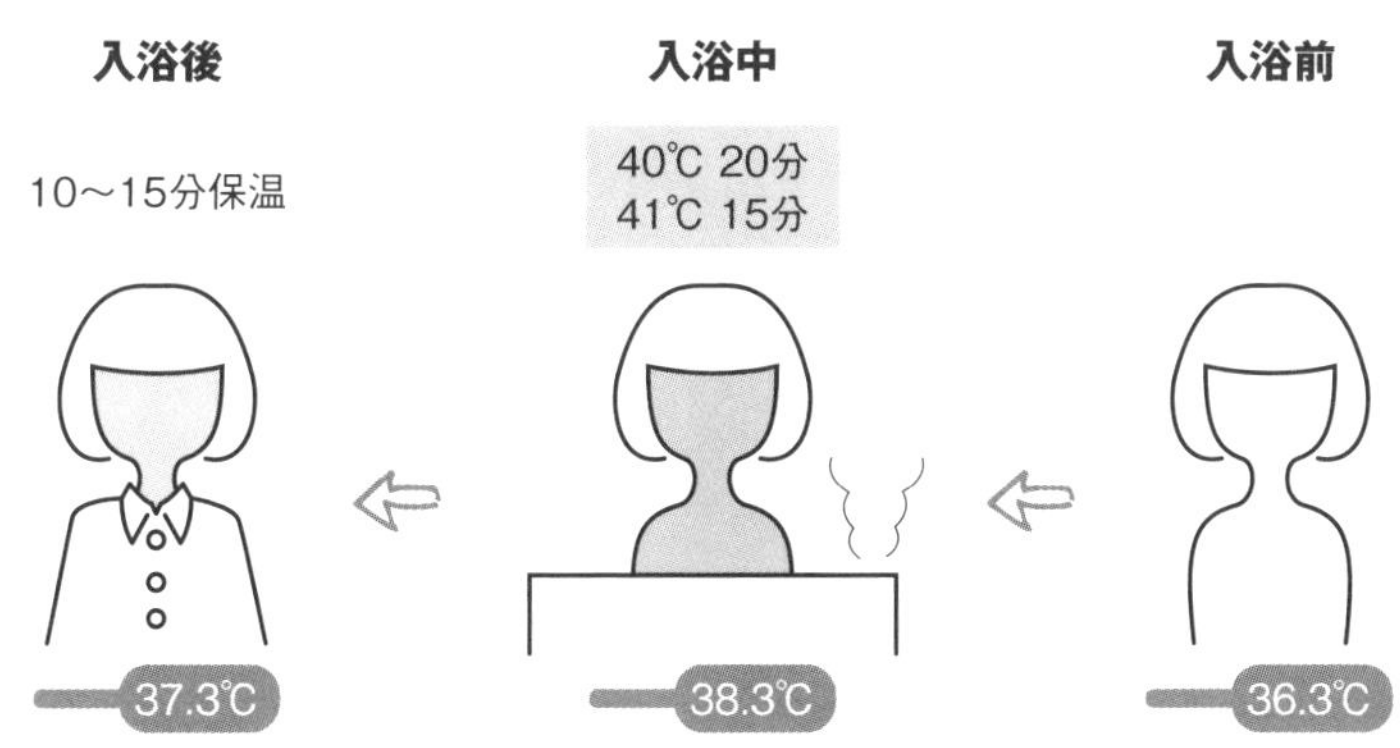

湯船につかる時間は、40℃のお湯に20分、
41℃のお湯では15分が目安

浴室に基礎体温計を持ち込み、舌下温を測ってみて2℃ほどアップしていれば問題なし。風邪気味なので、頭は洗わず湯船につかるだけでOK。

入浴後は「浴室」でしっかり水分をふき取り、適温のリビングで10～15分、全身保温してください。その際、入浴中の基礎体温より1℃以上低くならないように着込みましょう。入浴中も入浴後も適宜、お白湯や常温の水を飲んでください。

ちなみに、**免疫機能は夜間寝ている時にもっとも活発となるリズムを持っているため、日中に体外から入ったウイルスや、身体の中で生まれたがん細胞に攻撃するためには、きちんと寝ることがとても重要**です。風邪をひきやすい方は、熟睡ができていないため免疫細胞が働いていない可能性があると言えます。風邪を治すことも重要ですが、熟睡スイッチをONにして風邪をひかない丈夫な身体をつくりましょう！

冷え性はうっとり強化で必ずよくなる

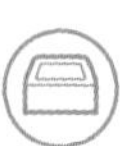

このタイプは要CHECK

時差ボケ子

眠りの浅子

寝すぎ子&寝なすぎ子

ストレスフル子

冷え性でお困りの方は多いのではないのでしょうか。もし、あなたが夜寝る前にも手足の冷たさが気になるのなら、交感神経が優位になっているのかも。冷え性は体質ではありません。お風呂の入り方や寝る前の過ごし方に課題があるだけということが多いです。

うっとり不足は、冷え性も誘発してしまうのです。また、冷え性さんには夜の寝つきが悪い人がいっぱい。どんな年代でも、人によって就寝時刻がそれぞれ違ったとしても、就寝前には深部体温が低下し始めます。しかし、手足の冷えがある場合、表面血流が悪いので、深部体温が外へ外へと放熱せず、結果寝つきを悪くしてしまうのです。

ほら、寝る前の赤ちゃんの手足って、とっても温かいでしょう？　あれは、熱が外側に逃げて、眠りに適した温度設定になるための身体の反応なのです。

冷え性改善の簡単な方法は左の３つ。対策をすれば、必ずよくなります。

[冷え性改善の三種の神器]

お風呂

40℃以下のお風呂に ゆったりつかりましょう

お風呂で副交感神経を優位にしましょう。ロングヘアの方は、洗髪後に入浴しましょう。

うっとり習慣の強化

うっとり不足は交感神経が優位になりがち

お風呂上がりはバタバタせず、様々なうっとり方法を駆使して、副交感神経を刺激しましょう。

レッグウォーマー

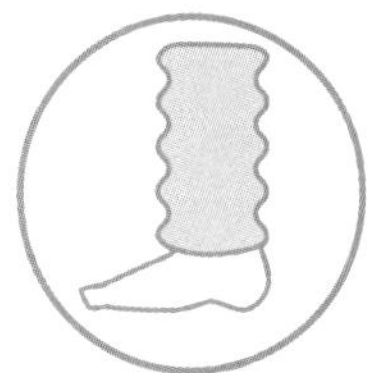

単純に冷気により熱が奪われているだけかも

暖房や靴下、レッグウォーマーを使用。着なくなったトレーナーの袖を切って履くのもGOOD。

熟睡 POINT
靴下は就寝前に脱ぎましょう（93ページ参照）。

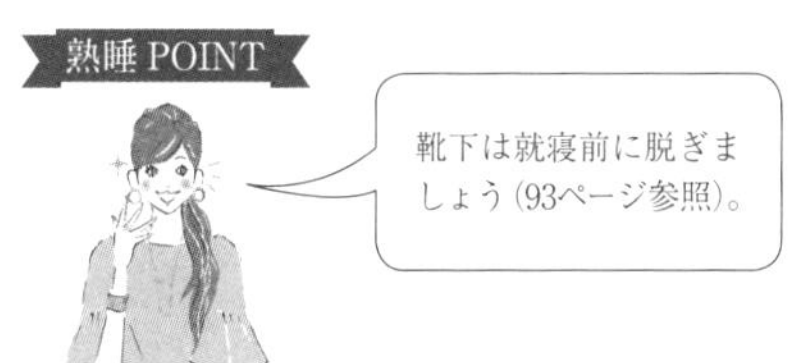

[足首には、冷え性に効くツボがたくさん]

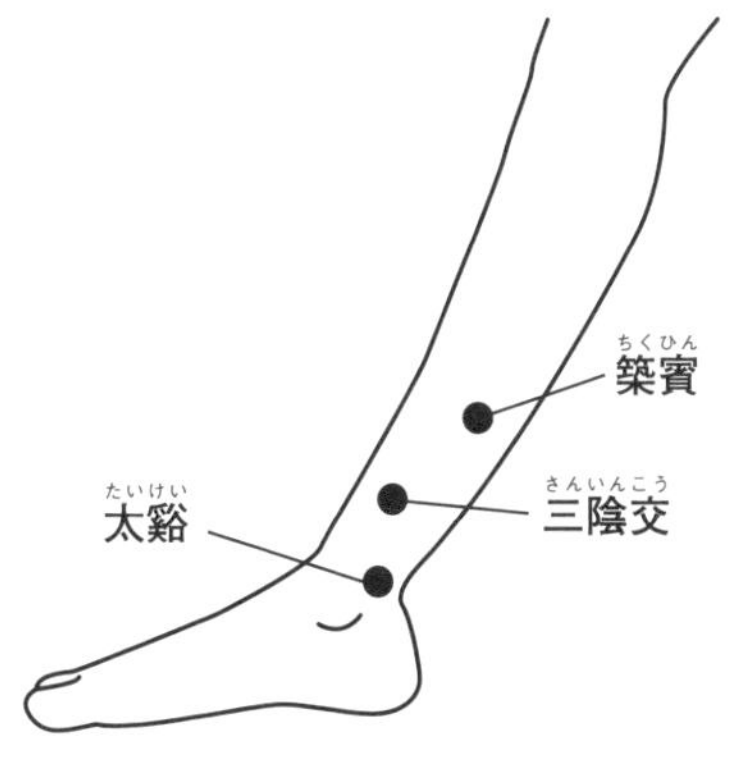

三陰交（さんいんこう）
冷え性、低血圧、生理痛、生理不順、更年期障害

築賓（ちくひん）
冷え性、のぼせ、アキレス腱炎、めまい、耳鳴り、吐き気、食あたり

太谿（たいけい）
冷え性、のぼせ、低血圧、アキレス腱痛、歯痛、精力減退、無気力、めまい

お風呂ヨガでむくみ解消
温熱作用もUP

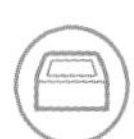

浴槽で何もせずにうっとり過ごすのもいいですが、15分という時間は短いようで長いものです。

防水のブックカバーやケースを使って読書するのもいいでしょう、歌を歌うのもいいでしょう。けれども、もっとも効果的なのは、お風呂の水圧を利用したストレッチやエクササイズかもしれません。

平均的な体型の女性がお風呂に入るだけで、だいたい500kgの水圧がかかっています。また、**特に下半身の静脈やリンパ管が圧迫されるため、むくみ解消にもつながります。**この水圧を利用しない手はないでしょう。

それでは、左ページのイラストを参考に、お風呂ヨガを行いましょう。ポーズ名の動物になった気持ちで、楽しく、ゆったりと呼吸をしながら行ってくださいね。

[浴槽内で行う お風呂ヨガ]

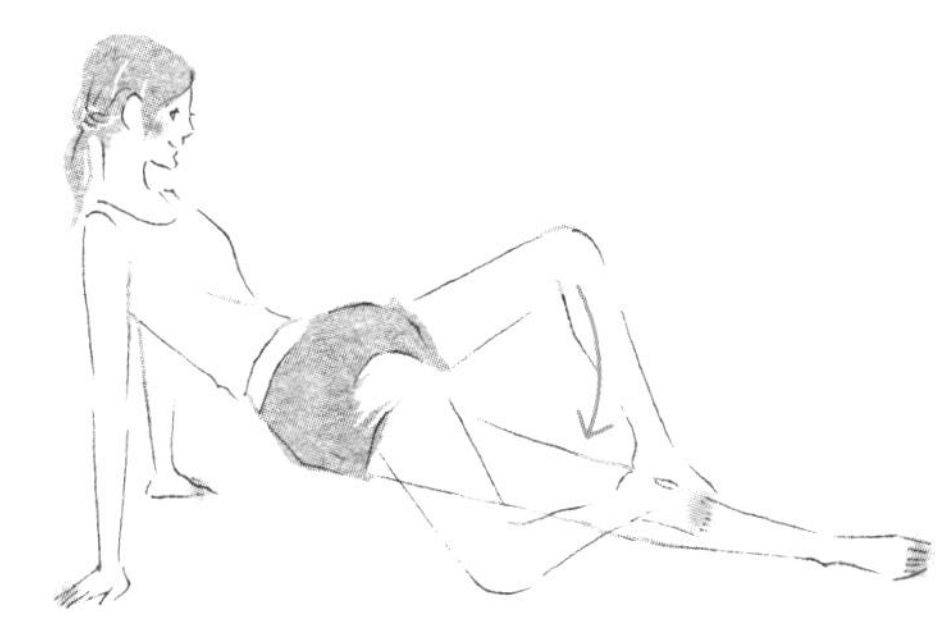

アシカのストレッチ

左足を右膝に置き(難しければ脚を組み)、右脚は可能であればのばします。お尻を浮かし、左膝を右側にパタンと倒します。反対側も。アシカになったつもりでウエストをひねりましょう。

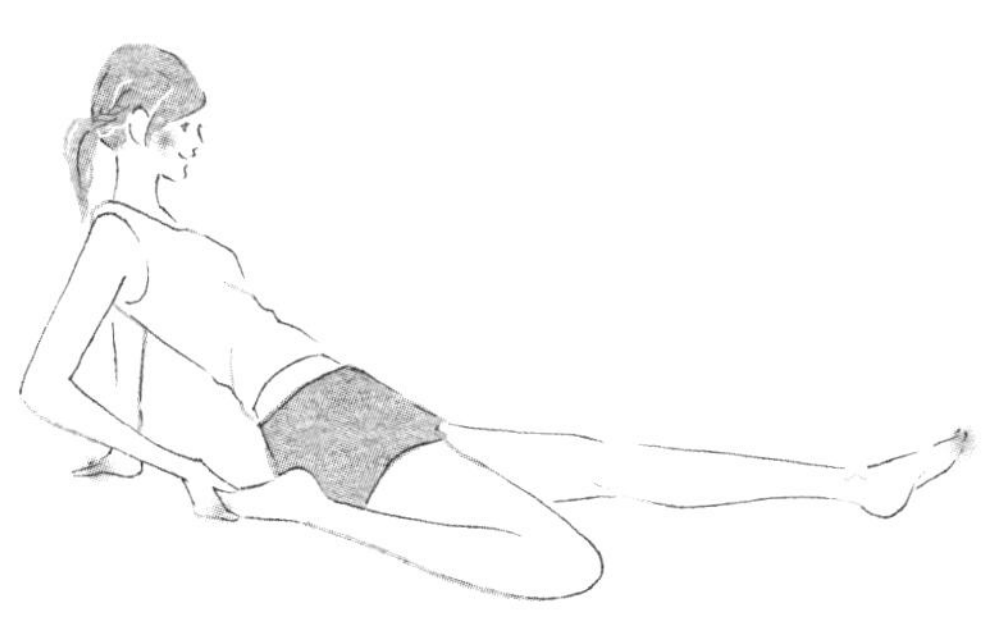

サヨリのストレッチ

片脚を曲げて手でつま先を手前に引き寄せます。張りやすい太ももの前側をのばします。反対側も。細長い魚のサヨリをイメージして、お尻を締めて行いましょう。

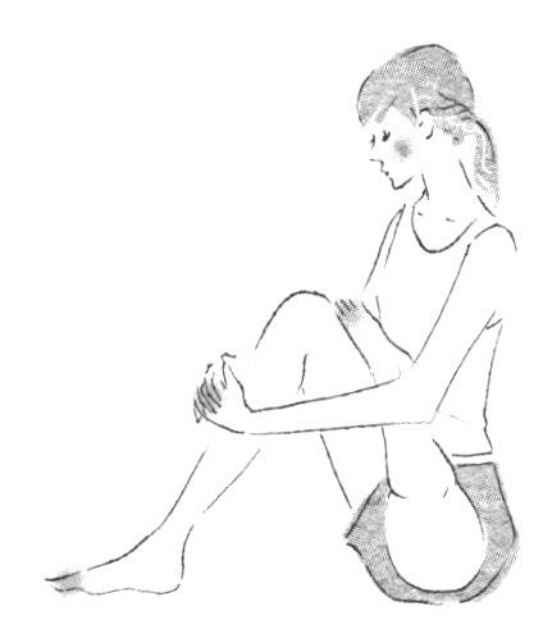

マンボウのストレッチ

右膝を立て、左足を右の太ももに置きます。両手で右脚を抱えて、手前に引き寄せます。反対側も。まあるいマンボウのように身体を小さくしてお尻をのばしましょう。

温熱作用をグッと高める入浴前・中・後の正しい水分補給

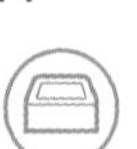

銭湯や温泉でお風呂上がりに「体重が減った！」と喜んでいる女性を見かける機会がありますが、これは脂肪が燃えたのではなく、水分が汗となって排出されただけ。「体重が減ったのだから、いいじゃない」と見る向きもあるかもしれませんが、大量の発汗は水分不足を招き、血液ドロドロ状態につながります。だからこそ、適切な水分補給が重要になってきます。

入浴前後にコップ1杯の水を飲むのもいいですが、いわゆる一気飲みをしてしまう可能性があるので、あまりおすすめしていません。一気に摂取すると、すべてを吸収できなかったり、血中の塩分濃度が薄まって軽い頭痛や嘔吐、疲労感が出始めることもまれにあるからです。

ベストは、ペットボトル容器に常温の水を入れて浴室内に持ち込むこと。ペットボトルの水を湯船に浮かべておくと、次第に水が温まって内臓にやさしい温度になります。それを、ちょびちょびと飲んでください。

また、お風呂上がりのキーンと冷えた飲みものは、喉越しはよくても食道や胃にとってはよくありません。内臓にとっては約37℃が最適温度。冷たい飲みものは控えるようにしましょう。

「水分補給ならスポーツドリンク」という認識で、スポーツドリンクを用意される方もいらっしゃると思います。けれども、含有されている糖質の多いこと！

一般的なスポーツドリンクは５００㎖中に約30ｇの糖質が含まれていますが、小さめの角砂糖１個３ｇとして、約10個分ということになります。そして、糖質が少なくても油断は禁物。糖質の代わりに人工甘味料が含まれているからです。

人工甘味料とは、アスパルテーム、アセスルファムK、スクラロース、サッカリンナトリウムなどがありますが、数々の研究で身体への悪影響が示唆されています。スポーツドリンクの摂取は避けたほうが無難ですね。

激しい運動など短時間で汗を排出するような状況を除いて、身体から排出したミネラルはバランスのよい食事を摂っていれば得られるもの。飲料からミネラル分を摂取しようと思わなくてもよいのではないでしょうか？　水やお茶、ハーブティなどナチュラルなもので水分補給するようにしましょう。

美しくなれる頭と身体の洗い方

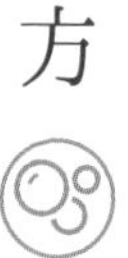

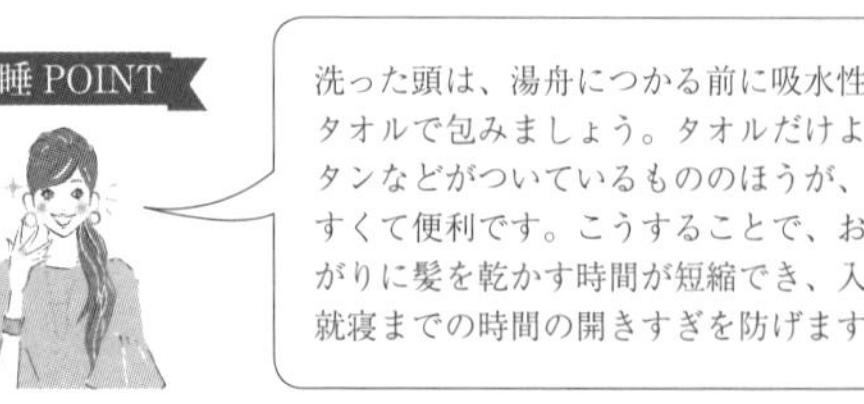

熟睡POINT
洗った頭は、湯舟につかる前に吸水性の高いタオルで包みましょう。タオルだけよりもボタンなどがついているもののほうが、包みやすくて便利です。こうすることで、お風呂上がりに髪を乾かす時間が短縮でき、入浴から就寝までの時間の開きすぎを防げます。

頭にも身体にも、正しい洗い方があります。それを知らないと、肌荒れや髪の痛みが気になって、うっとりできずに熟睡スイッチをメンテナンスするどころではないでしょう。

日本の水道水はミネラルや不純物が少なく浸透圧が低いため、身体の皮脂汚れは浴槽につかるだけで約半分は取り除かれることがわかっています。また、そもそも皮膚の汚れはほとんどが水溶性。そのため、**わざわざボディーソープを使用して全身をゴシゴシ洗う必要はないのです。**しっかり洗いすぎてしまうと、皮脂や常在菌まで洗い流してしまい、乾燥肌になってしまいかねません。洗うなら、湯船の外に出ている首やデコルテ、皮脂の多い胸元や背中、角質の多い足を。

ゆっくり湯船につかってもベタつきがとれない場合は、**泡立てた石けんを使って手でやさしく洗い流しましょう。顔を洗うように、しっかりと泡立ててから泡を転がすように洗うのがポイントです。足の裏など角質が溜まって硬くなっている場合は適宜スクラブ入りソープでやさしくなじませ、すすぎ後はしっかり保湿をしましょう。**

ウォータープルーフの日焼け止めを使用している時は、湯船につかったりボディソープだけではとれないことが多いので、その場合は専用のクレンジング材を使用してくださいね。

洗髪には少しコツがあります。左の手順で、少し時間をかけて洗いましょう。トリートメントも適宜行ってくださいね。

［ 正しい頭の洗い方 ］

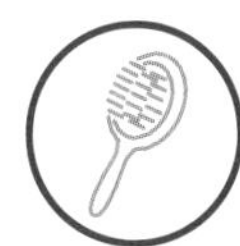

1 もつれた髪の毛を粗目のブラシでやさしくとく

髪の毛のもつれをほどいてから洗髪するほうが、効率よく洗い流すことができます。もつれたままでは、もつれた髪の内部の汚れや頭皮の汚れが十分に洗い流せない可能性があります。

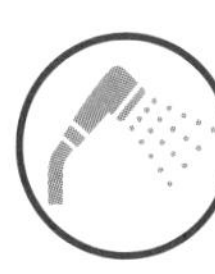

2 38〜40℃のお湯だけで髪の毛や頭皮を満べんなく洗う

髪の長さに合わせて2〜5分かけましょう。髪の毛や頭皮の湿り気が少なければ泡立ちが悪くなります。シャンプーなしの洗髪が退屈な場合は、「見えないシャンプーがすでについている」と考えて！

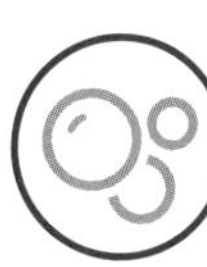

3 手のひらで軽く泡立てたシャンプーでマッサージ

泡を頭に乗せて指の腹でマッサージするよう洗います。髪の毛ではなく、頭皮を洗うようにしましょう。泡立ちが足らなければ②が不十分な証拠。

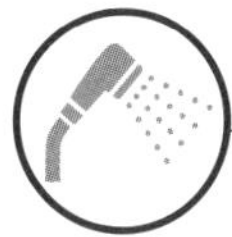

4 すすぎは「流せた」と思ってから、プラス3分ほど

しっかりと泡を洗い流しましょう。洗い流せず残った石けんカスは頭皮の雑菌のえさとなり、においや頭皮状態の悪化につながります。

乾燥から身を守る！　賢いタオルの使い方

身体を拭いてパジャマを着て、化粧水と保湿クリームを塗って、髪を乾かして……と、お風呂上がりはなかなか忙しいものです。けれども、このタイミングでバタバタしてしまうと、交感神経が刺激されてしまいます。**お風呂上がりのルーティンを整理して、うっとり過ごすコツをお教えしましょう。**まずは、「身体の拭き方」から。

肌についた水分が蒸発する際、皮膚の水分まで奪われていきます。そして、乾燥の速度は湿度が低いほど速くなります。お風呂から上がってタオルで身体を拭く場所は水蒸気が充満した浴室で行うくせをつけましょう。

その際、タオルでゴシゴシこするとお肌の乾燥を加速させてしまいます。タオルのような編み込んだ生地のものは特に、繊維に沿って水分が吸い上げられていきます。拭くというより、やさしく身体にタオルを吸いつけるイメージで行いましょう。

バスローブを利用するのも◎です。吸水性や速乾性に優れるバスローブなら、濡れた

熟睡 POINT

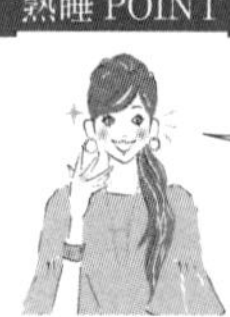

タオル類を選ぶポイントは、何と言っても「吸水性」です。そして、何度もの洗濯に耐えられるだけの「耐久性」。また、お肌に直接触れるものですから、「肌触り」も忘れてはなりません。もちろん「価格」も視野に入れながら選ぶ必要がありますね。

[タオルの素材いろいろ]

綿(コットン)	タオルの定番。柔らかく吸収性に優れている。品種や産地、織り方によって風合いが違う。
亜麻(リネン)や苧麻(ラミー)	耐久性や吸水力がよく、毛羽落ちが少ない。しかし、洗濯するとシワになりやすいので乾かす時に注意が必要。
ガーゼ	デリケート肌の方や赤ちゃんにおすすめ。軽くて柔らかく、乾きやすく毛羽が出にくい。
無撚糸	綿花をねじって作られる糸と違い、繊維をねじることをしないタオルなので、ふんわり柔らかい肌触り。吸水性や保湿に優れる。
マイクロファイバー	極細の繊維となっているため、素早く吸水し、すぐに乾く。ただ、このタオルでゴシゴシ拭くと肌を痛めることも。

身体の上にさっと着ることで、素早く水分の除去や保温を叶えることができます。乾燥する冬には重宝します。

お子さんがいる場合、ママの着替えや身支度で子どもを待たせていませんか? **お風呂と睡眠は1セット**。時間が開きすぎると寝つきを悪くさせてしまう可能性があります。ママも自分が寝る頃には深部体温の急降下がなくなるので、なかなか眠れないということもあります。湯舟につかったり洗髪するのは子どもを寝かしつけてから、などの対策を。詳しくは『赤ちゃんとママの熟睡スイッチ』(G.B.刊)を参考にしてください。

熟睡スイッチをONにする就寝前の美肌ケア

熟睡POINT

美肌には自律神経のバランスを整えることがとても大切！ スキンケアだけでなく、よく寝ること、寝る前のうっとりも欠かさないようにしましょう。

肌の水分を取り除いたら、**そのまま浴室内でオイル類を身体に塗って肌の湿度を保つよう心がけましょう。**水分がついた上からオイル等を塗る方も多いようですが、水分が蒸発する際に熱を奪ってしまい、睡眠に適した体温になりにくくなります。

塗布するものでおすすめなのは、植物から抽出したキャリアオイル。精油と違って香りはあまりありませんが、目的はあくまでも保湿。もちろん香りが添加されているものでもよいですが、できる限りお肌にやさしく、ナチュラルなオイルを使用したいものです。

朝のスキンケアは、紫外線やホコリなどの日中の様々な刺激からお肌を守るためのケアがメインですが、**夜は日中に受けてしまったダメージ肌を回復させるケアが必要**です。

お肌の細胞分裂は主に、夜寝ている時間に行われます。そのため、細胞分裂を促し、抗酸化作用のある成分が含有されているものがおすすめです。入浴後で朝よりも皮膚が柔らかいため、有効成分が届きやすくなります。栄養や保湿をたっぷり与えましょう。

[キャリアオイルいろいろ]

マカダミアナッツ油

マカダミアナッツの堅果を低温圧搾法で抽出した植物油です。なんといっても、若者の皮脂に多いパルミトレイン酸を多く含み、皮膚への浸透性が高くて使いやすく老化肌や乾燥肌の方に最適。酸化はしにくいです。

ホホバ油

ホホバの種子を低温圧搾法で抽出した植物ロウで、低温では固まりやすい特徴があります。保湿力が高く、べたべたしないので乾燥肌や脂性肌におすすめ。非常に酸化しにくいです。

スイートアーモンド油

スイートアーモンドの種子を低温圧搾法で抽出した植物油です。かゆみや炎症のある肌にも用いることができる万能オイルで、顔や身体全身に使用できます。

伸びもいいので使い心地バッチリです。

ボリッジ油

ボリッジの種子から低温圧搾法で抽出する植物油で、γ-リノレン酸を多く含むため、老化肌対策としては最適です。酸化しやすいので、冷暗所で湿気を避けて保管しましょう。

ツバキ油

ツバキの種子から低温圧搾法で抽出される植物油です。酸化しにくく扱いやすいほか、粘性があります。肌や髪に用いるとよいでしょう。

アプリコットカーネル油

アプリコットの種子から低温圧搾法で抽出した植物油で、ビタミンやミネラルを多く含んでおり、浸透しやすいため保湿効果に優れています。

サラサラして使用しやすいため、乾燥肌や老化肌、敏感肌に向いています。

イブニングプリムローズ油

月見草の種子を低温圧搾法で抽出した植物油で、女性ホルモン作用や抗アレルギー作用があります。肌の再生や炎症を抑える働きもあり、シワやたるみの予防に最適です。ただし大変酸化しやすいため、開封後はすぐに使用しましょう。

ローズヒップ油

バラの種子から低温圧搾法で抽出した植物油で、ビタミンC、ビタミンB、Eを含み皮膚の再生を促すので、シワやたるみなどの老化肌対策として最適。酸化しやすい植物油なので保管は注意。

グレープシード油

ブドウの種子から圧搾法により抽出した植物油で、ビタミン類を含み肌への浸透性が早く、角質を除去する作用があります。伸びやすくサラサラした使い心地です。ただ、酸化しやすいため早く使い切りましょう。

ウィートジャーム油

小麦胚芽を高温圧搾法や浸出法により抽出された植物油で、ビタミンが豊富に含有されているため、老化肌や乾燥肌向き。ビタミンEが豊富なので酸化はしにくいですが、小麦アレルギーがある方は避けましょう。

タオルドライ&ドライヤーは力を抜いてリラックスして

熟睡POINT

洗髪してすぐに吸水性のタオルを巻いてお風呂から上がったのち、片手に乾いたタオル、もう片方の手にドライヤーを持って髪の毛を乾かす方法で、私は20分かけていたヘアケアが6分に短縮しました（髪が長かった頃）。ちなみにトリートメントは、髪の毛がべちゃべちゃの時につけないこと。ある程度、髪を乾かしてからののほうが効率がよいです。

洗髪後はドライヤーをする前に、洗髪してすぐに巻いた吸水性のタオルか、別の乾いたタオルでまずタオルドライをしましょう。すぐにドライヤーを使うより乾燥時間が短縮されるため、キューティクルをいたわりながら髪を乾かせます。その際、間違っても髪の毛をタオルで挟んで髪をこすり合わせて拭くのはＮＧ。髪が傷ついてしまいます。吸水性のある目の細かいタオルでやさしく毛をはさんで軽く押しつけるように吸着させましょう。その後、適宜ヘアオイルを塗ってドライヤーを使いましょう。

キューティクルが変形して傷みやすくなる温度は「70℃」ですが、一般的なドライヤーの温度は１００℃以上。可能であれば70℃未満の低温に設定できるドライヤーを用意するとよいでしょう。もしご自宅のドライヤーが、温度調節できないものであれば、髪の毛から15～20㎝ほど離して、熱風と冷風を交互にして乾かします。**髪の毛も皮膚の一部です。手に風をかざしてみて熱いと感じる温度は、髪にとってもよくない**と覚えておいてください。

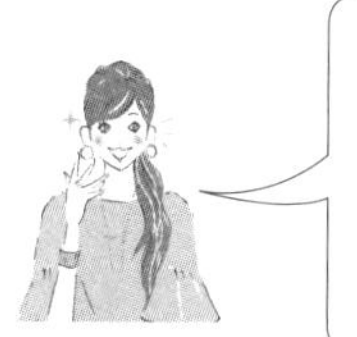

ドライヤーをあてる際は、効率よく乾かすために根元から乾かすようにしましょう。毛の流れに向かって水分が移動していくので、乾くスピードが速くなります。ちなみにドライヤーだけで乾かすと、吹き飛ばされた水分が別の髪の毛についてしまい、乾くまでに時間がかかることになります。吹き飛ばされた水分がタオルに吸着するよう、タオルを髪の毛に沿えながらドライヤーを使いましょう。

お風呂から上がってドライヤーをあてている時、私は目を閉じて口を開けて少し舌を出しています。目を閉じてゆっくり呼吸を繰り返すだけでもα波が出ます。私の場合は、さらに口をポカーンと開けて奥歯やあごの筋肉を脱力させます。舌はダラーんと出す必要はないのですが、鏡で見た時に舌がほんの少し見えるくらい、が目安。力を抜いてリラックスして熟睡スイッチをONにしているのです。この時、じっとしているよりも、左右にゆらゆらと揺れているほうが力が緩みやすいです。

髪が乾いたらやさしくブラッシング。

けれども髪の毛が乾燥しすぎていたり、傷んでキューティクルのうろこ状の膜がささくれ立った状態では、ブラシの通りが悪いため、つい力を入れてときがち。

この摩擦こそが、キューティクルがはがれ、内側の繊維が乱れて枝毛や切れ毛につながる原因。**はがれたキューティクルは二度ともとに戻ることはありません。キューティクルを保護するためには、摩擦を防ぐ必要があるのです。**

使いたいのは、豚毛や猪毛や静電気防止加工を施されたブラシ。目の細かいものより粗いもののほうが摩擦は生じにくくなります。目の細かいものは、ブラッシングの仕上げ用として使用しましょう。

睡眠の質を高める頭皮マッサージ

このタイプは要CHECK
時差ボケ子
眠りの浅子
寝すぎ子&寝なすぎ子
ストレスフル子

ブラッシングの後は、眠りを促す頭皮マッサージ。毛細血管の血流がよくなると、脳の深部体温の低下を促します。夜寝る前まで、仕事や人間関係などの考え事で脳が熱くなっている方は、**頭皮マッサージで表面血流をアップさせましょう。熱くなった深部体温を低下させ、気持ちよく眠りにつくことができます。**

まずは**頭皮全体を指の腹でもんでみてください。もしも頭皮が動かない状態なら、毛根部の血流が悪い証拠。**最近髪にツヤがなかったり、切れ毛や枝毛が気になるのは、そのためです。頭皮は当然ながら顔や全身の皮膚とつながっているので、頭皮が硬ければ顔のたるみやシワなどにもつながってしまいます。顔の毛穴がしずく型になっている方は、頭皮の硬さからくるたるみかもしれません。

睡眠の質と毛細血管の血流は、お互いに影響を与え合っています。うっとり習慣でどちらもケアすることで、熟睡スイッチがＯＮになることを忘れないようにしましょう。

[先が丸く目の粗いブラシを使おう！]

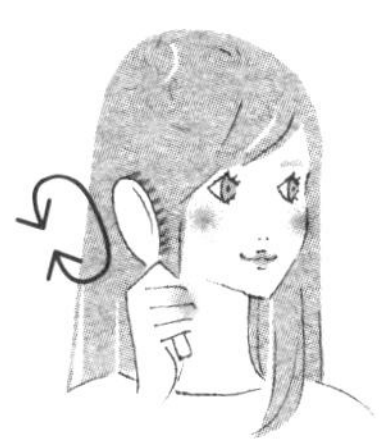

1 耳にブラシを置き、右回し左回しをしながらやさしく指圧します。耳の周りも小さな円を描くように押しつけます。反対側も同様に。

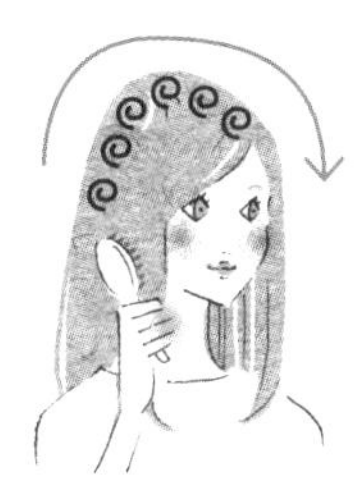

2 耳の上のこめかみから小さな円を描くように押しつけ、頭頂部、反対側のこめかみまで少しずつブラシをずらしていきます。

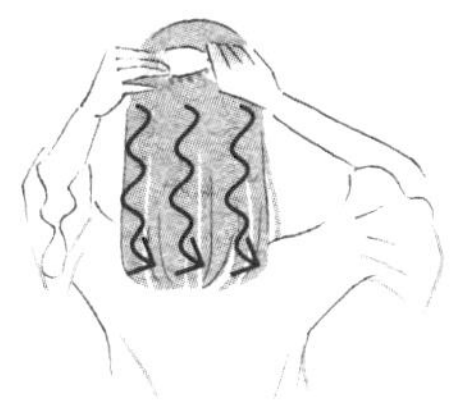

3 おでこの生え際から頭頂部を通り、首まで左右に動かしながら、移動させます。首までいったら、最初の生え際から少し横にずらしてブラシをセット。同じ動作を繰り返します。

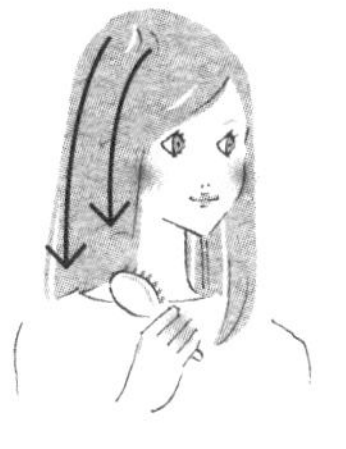

4 頭頂部から首までランダムに頭皮をゆっくりと刺激します。

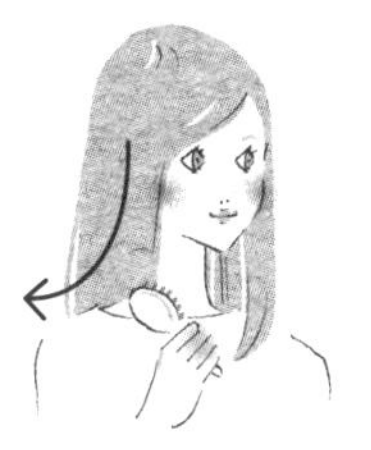

5 再度、耳や耳の周りをマッサージして、耳から鎖骨、そして肩までやさしく下ろします。反対側も同様に。

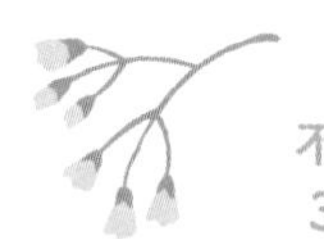

不美人習慣を
3日で整える

熟睡の
練習帳

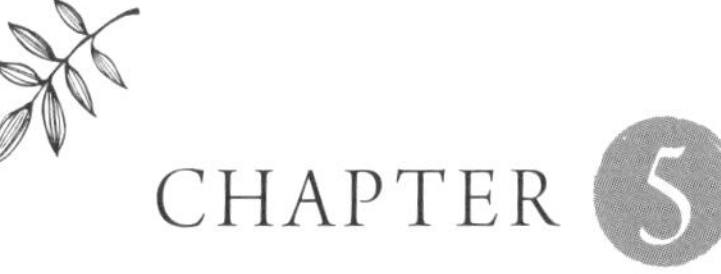

CHAPTER 5

もっと熟睡するためのお昼ルーティン

CHAPTER 1〜4までひとつずつ実践してきた方は、朝いつもより寝覚めのよさに気づいたはず。でもよい睡眠を得るには、日中の過ごし方がとっても大切。夜の眠りをさらによくするために、日中の過ごし方をよりよいものにしていきましょう！

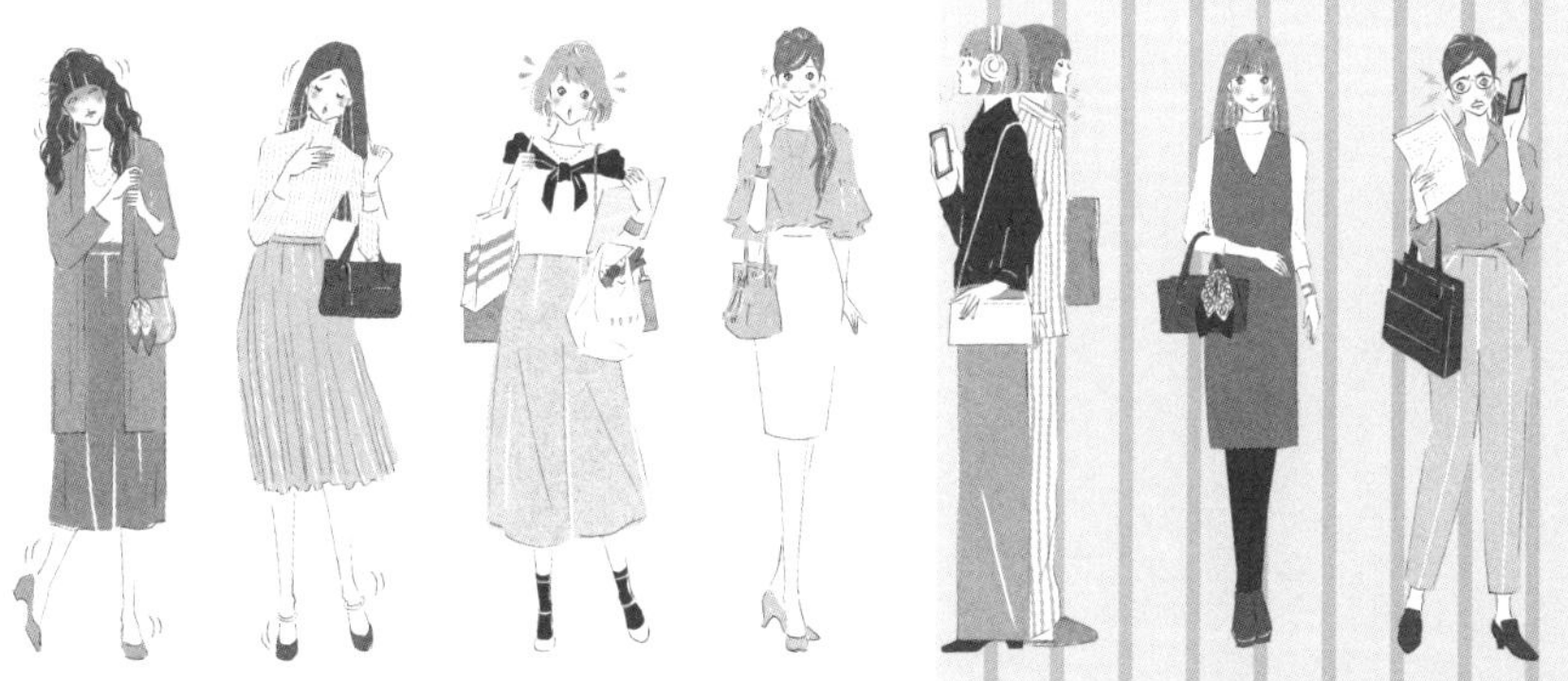

「月曜日がつらい」を解決する

このタイプは要CHECK

時差ボケ子
眠りの浅子
寝すぎ子&寝なすぎ子
ストレスフル子

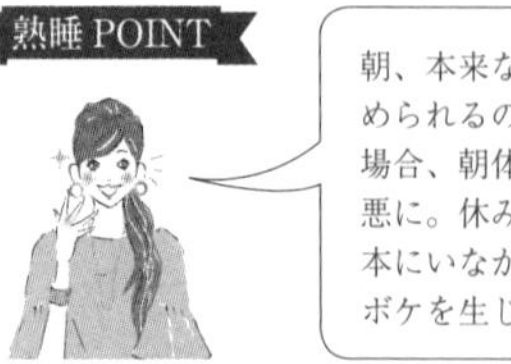

朝、本来なら体温が上昇中のためパッと目覚められるのに、休日に遅寝遅起き型となった場合、朝体温が低い状態のため、寝起きが最悪に。休み明けに元の生活に戻す行動は、日本にいながら海外から帰ってきたような時差ボケを生じさせてしまいます！

私が営業の仕事をしていた頃、1週間の中でもっともつらかったのは、月曜日でした。「また、怒涛の1週間が始まる……」という気持ちもそうでしたが、それよりも大きな原因だったのは、体内時計のリズムが乱れてしまっていたこと。土曜日と日曜日の夜更かしで体内時計のリズムが後ろにずれ、それを月曜日に戻そうとする習慣は、体調不良を生じやすくするリスクがあります。「なんだかだるい」という身体の反応だけならまだしも、心にも影響が出てくるのです。

けれども月曜日の朝の寝覚めに「あぁーよく寝た！　爽快!!」と思えたら、どうでしょう？　「ちょっと気分は重いけど、身体が楽だし、さて今週も頑張るか！」と思えることでしょう。でも、朝の爽快な寝覚めは、「日曜日の夜に早く寝たら得られる」という単純なものでもありません。

私たちの身体には、睡眠覚醒リズムや体温リズムなど複数の体内時計が存在しています。

例えば平日規則正しく生活すると、睡眠覚醒リズムと体温リズムは上図のAのように太

[睡眠リズムはすぐに崩れる！]

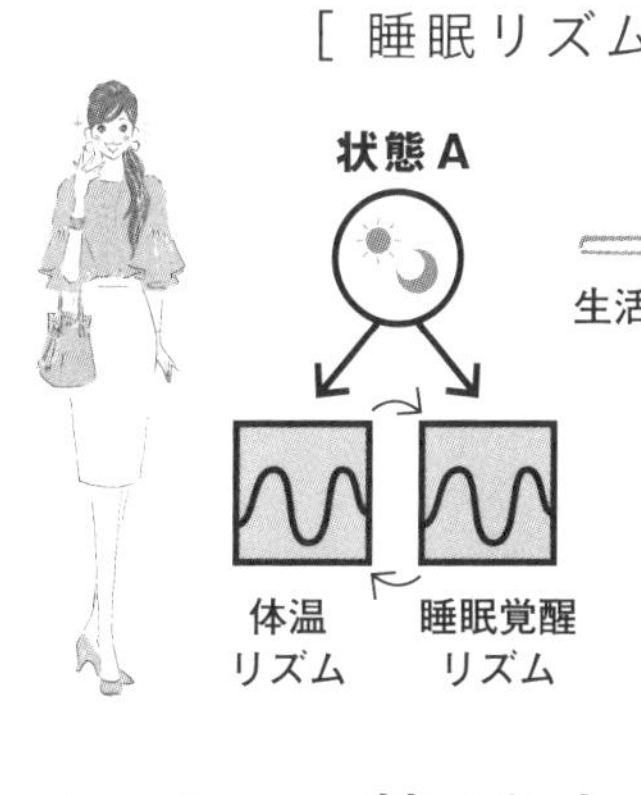

生活リズムの乱れ

状態B
体温
リズム
睡眠覚醒
リズム

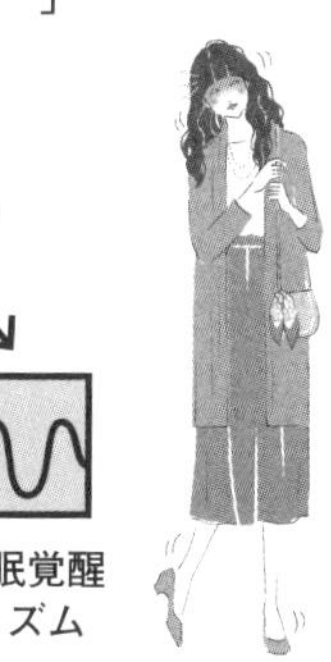

陽の光に同調します。そして休日は太陽が高く上がった後もベッドで眠り、深夜をすぎても明るい光の下で活動する、遅寝遅起き型に移行したとします。

実は体温リズムはこの時、すでに変化した睡眠覚醒リズムに合わせてゆっくりと変化していきます。これは睡眠覚醒リズムよりも変化速度が遅いためです。

ところが休み明けは、いつもの時刻に起きなければならないため、起床・就寝時刻を急に元に戻さなければなりません。とりあえずはなんとか起きることができたとしても、体温リズムは先述の通り、すぐには変化できません。

その結果、Bのように、**体温リズムと睡眠覚醒リズムの周期が異なってしまうのです。そして、この状態の時に人は不調を訴えるようになるのです。対策の基本は平日と同じサイクルで生活することですが、起床時刻の差を最低2時間以内にとどめましょう。**

そもそも休日に遅起きしてしまうのは平日の睡眠時間が足りていないからです。休日のたった2日間だけしか快調じゃないなんて、そんなもったいないことはありません。人生一度きり。週7日すべてを最高の日にしてしまいましょう。

朝の二度寝より、昼寝でハイパフォーマンス

このタイプは要CHECK

時差ボケ子
眠りの浅子
寝すぎ子&寝なすぎ子
ストレスフル子

二度寝から無理やり起きるのは深夜2時に起こされているようなものです。CHAPTER1でご紹介した通り、スヌーズ機能でアラームが鳴って目覚めるという行為を繰り返すと、自律神経のバランスが崩れてしまい、深部体温の上昇も阻害されてしまいます。睡眠慣性（眠気）も働くため、脳と身体の覚醒への切り替えがスムーズに進まず、ぼーっとした寝起きの悪い状態が続き、日中の活動力も低下してしまうのです。

二度寝をしてしまうのは、最適な睡眠時間や十分な眠りの深さを得られていないから。

そうはいっても、突発的な仕事や用事で睡眠時間が短くなってしまうこともありますよね。そんな時は、二度寝ではなく、昼寝を活用しましょう。

こんな研究があります。非常に疲れるコンピュータ課題を午後1~2時の1時間行ったあと、20分間の休憩または16分間のお昼寝をとり、さらに1時間の作業を実施。この時、どちらが眠気や疲労を抑えることができるかというものです。

結果は16分間お昼寝したグループのほうが眠気、疲労を抑えることができました。もち

熟睡POINT

昼寝は昼食後~15時まで。15分~20分間！
アラームは必ずセット!!

[理想のお昼寝姿勢]

体を横にしないのがポイント。血圧が下がりすぎることなく、アラーム音が鳴る前に自然に起きることも。そのタイミグで起きたほうが断然寝起きがよくなるので、二度寝することもありません。ソファの背もたれに身体を預けて昼寝するのもGOODです。

ZZZ
意識は
「背すじピン！」
ハンカチ
手は下
イスを
後ろに引く

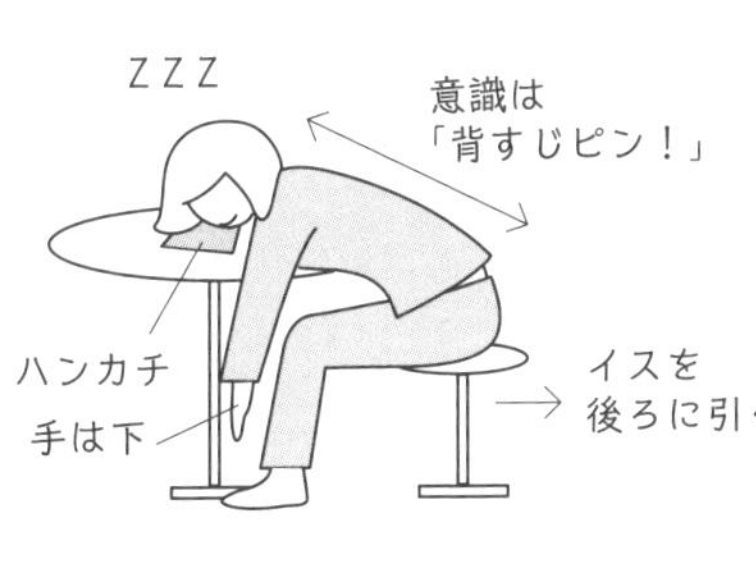

ろん休憩をしたグループも一時的に眠気や疲労が低下しましたが、作業開始後は再び上昇してしまいました。**お昼寝には、疲労回復や作業意欲が向上する作用がある**のです。ちなみに私は家で仕事する時は100%昼寝します。そのほうが格段に仕事がはかどるからです。みなさんも**テレワーク時は昼寝すると決めておくとよい**かもしれません。

お昼寝は、昼食後～15時までと覚えておきましょう。夕方～夜の短時間仮眠は、体内時計が後ろにずれてしまったり、深夜まで覚醒状態が維持されて夜更かしを助長してしまいます。

そして、**お昼寝時間は10～20分以内、55歳以上は30分。必ずアラームをセットするようにしましょう。そして体を横にして眠らないでください。深い眠りが得られてしまい、夜の眠りの質が低下します。**

昼寝で午後の仕事の集中力や判断力を高めたいなら、睡眠段階2が出現するまで寝ることが大切です。睡眠段階2が3分出現した時点で、眠気の低減、作業の覚醒レベル&作業成績の向上につながることがわかっています。通常、睡眠段階2は、睡眠段階1が4～6分出現したあとに現れます。5分のお昼寝時間では、睡眠段階2がほとんど出現しないのです。

とはいえ、これには個人差があり、夜の眠りが浅い方や睡眠時間が短い方は、15分もたないうちに睡眠段階3～4が出現することも。そのため、何回か仮眠をしてみて、眠気を強く感じるようなら、お昼寝時間を10分に縮めるなど工夫をする必要があります。

細胞レベルで目が覚める朝の爽快ストレッチ

このタイプは要CHECK

カーテンを開けて太陽の光を取り入れたら、シャキッと目覚めるために身体を動かしていきます。

たとえよい眠りを得ていたとしても、朝には「睡眠慣性」という眠気が存在します。ちょっとくらい眠くても、それは当たり前のことなのです。この睡眠慣性は通常、数秒〜数分でなくなりますが、少しの眠気が残っていたとしても、身体を動かして筋肉や関節に「さぁ、今から目覚めるんだよ！」という信号を送っていきましょう。これをすることで熟睡スイッチはＯＦＦに切り替わり、体温や血圧が徐々に上がって寝覚めがとてもよくなります。

もしも、何分経っても眠気がとれないのなら、睡眠時間や質に課題があるか、もしくは浅い眠りの時に起床できていないのかもしれません。これまでのＣＨＡＰＴＥＲをおさらいして、よい眠りと最適な睡眠時間を確保しましょう。その上で、この朝ストレッチを行ってくださいね。

熟睡 POINT

最初に起きた瞬間に眠いと感じて二度寝してしまうと、体は深く眠るモードに入ってしまいます。そこにアラームが音がけたたましく鳴って無理やり起こされると、最悪な寝起きの出来上がり。本来は最初の目覚めで起きたほうが寝起きはよく、身体にとっても楽なのです。

[寝起きを爽快にする朝ストレッチ]

ウナギのストレッチ

上下に全身のびをする。両手を組んで、足先もピンとのばす。

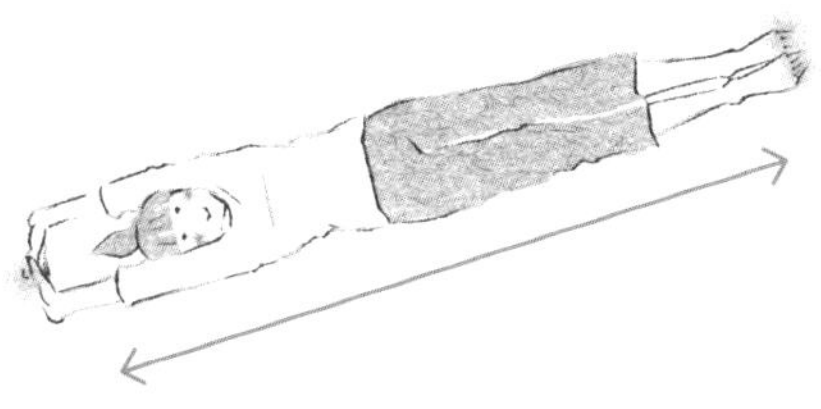

▶硬直した身体の柔軟性UP
▶ウナギが泳いでいる様子
10秒キープ後脱力。1〜3セット

ラッコのストレッチ

膝を曲げて胸に近づけ、両手で脚を抱え込む。ゆっくり左右にゴロンゴロンと振って、背中や腰の筋肉をのばす。

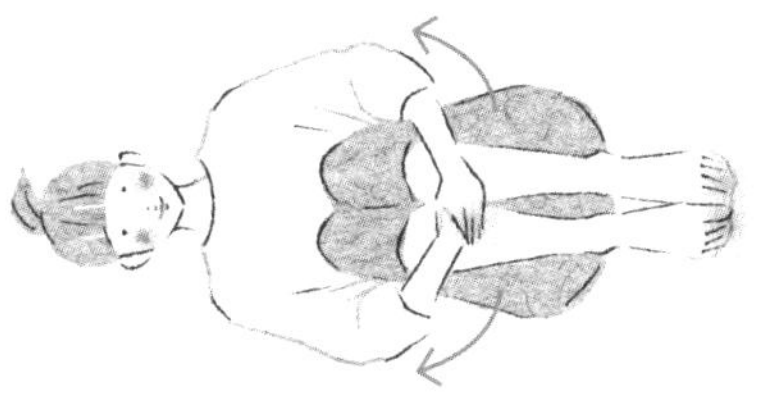

▶腰痛予防に背部筋ケア
▶ラッコが丸まっている様子
左右5〜7セット

フラミンゴのストレッチ

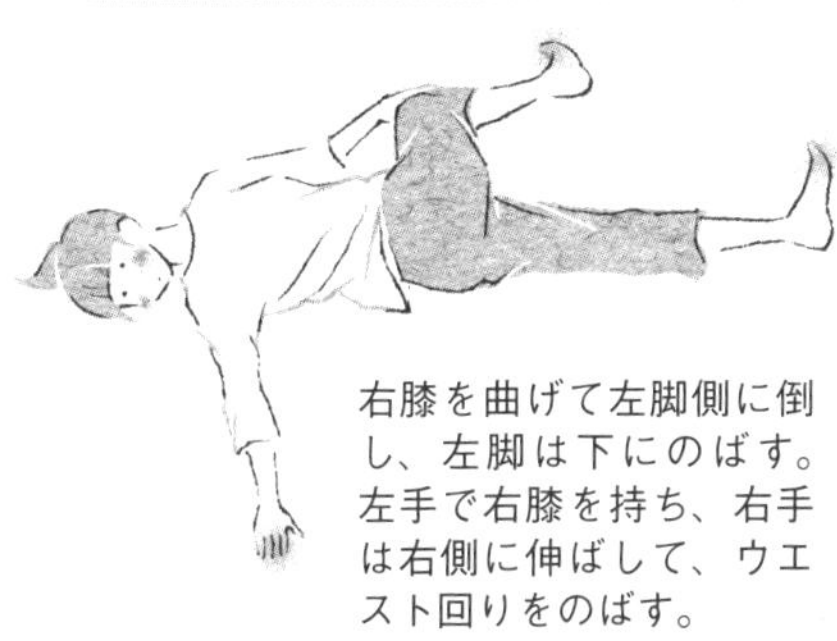

右膝を曲げて左脚側に倒し、左脚は下にのばす。左手で右膝を持ち、右手は右側に伸ばして、ウエスト回りをのばす。

▶腹腰回りのストレッチ
▶脚を曲げているフラミンゴのように
左右10〜30秒ずつキープ

カメのストレッチ

両手両足を天井方向に持ち上げ、ゆらゆらとゆする。ウエストや腰回りもゆする。

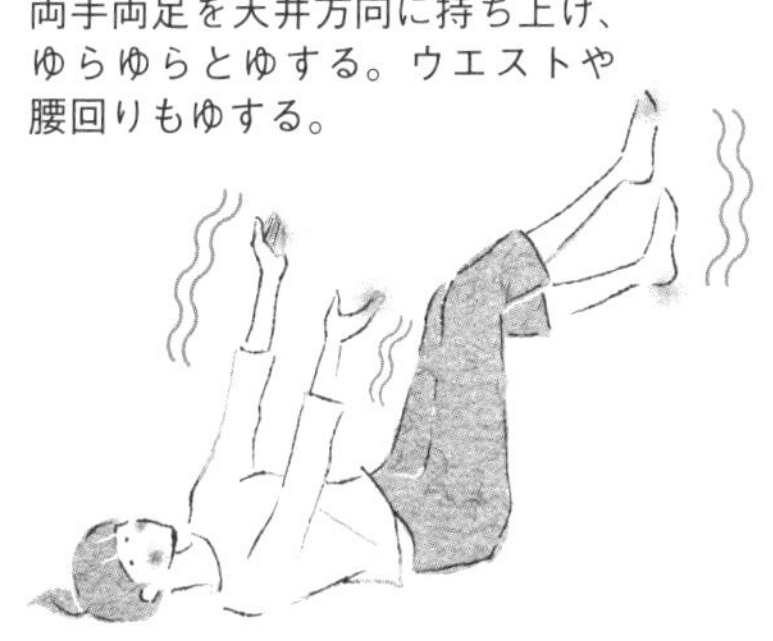

▶リンパの流れ促進で日中のむくみ予防
▶ひっくり返ったカメをイメージ
10〜20秒

長期休みはキャンプへ行こう！

このタイプは要CHECK
時差ボケ子
眠りの浅子
寝すぎ子&寝なすぎ子

週末の2日だけなら、体内リズムの乱れも、それほど深刻ではないかもしれません。けれども、3日以上ある長期休みともなると、そうも言ってはいられません。遅寝遅起きにより、かなり体内時計が後ろにずれていることが多いからこそ、休み明けのだるさを訴える人が多いのです。まずは**休日に、遅寝遅起きをしたくならないくらい、平日の睡眠の質と量をきちんと確保し**ましょう。

その上で、平日の起床就寝時刻と大きく変えない生活を送ること。これこそが、シンプルかつ効果的な方法です。平日も休日も合わせた365日すべてが快適になります。

「それができたら苦労しない」という声が聞こえてきそうですが、体内時計の働きにより、いつもの起床時刻あたりで一度スッと起きるタイミングがあるはずです。そこでカーテンをさっと開けてしまいましょう。寝るか起きるかは、それから判断してみてください。

朝から太陽を浴びる機会の多い予定を入れるのも手です。例えば、キャンプやグランピングはいかがでしょう？

夏場の1週間のキャンプ生活で、乱れていた体内時計の時刻が平均2時間以上早まったという調査結果があります。浴びる機会が少ない朝の光を多く浴び、つい浴びてしまいがちな夜の光を抑えることで、後ろへずれがちな体内時計が前へ戻ったのです。三密回避にもなりますし、バカンスの最高の過ごし方は、キャンプなのかもしれませんね。

[長期休みこそ、うっとり美容を]

長期休み中に、ぜひ守っていただきたい
ルールをご紹介します。
できそうなことは○、頑張ればできるものに△、
絶対できないものに×をつけましょう。

日中の過ごし方

- □ 平日とほぼ同じ時間帯に起床就寝。遅くとも誤差2時間以内にとどめること
- □ 起床後はゴロゴロしながらでもいいのでカーテンを開けて、太陽の光を浴びること
- □ 昼間、特に午前中に太陽の光をしっかり浴びること(ベランダでもOK)
- □ 平日とほぼ同じ時刻に食事を摂ること
- □ 夕方〜21時前までに歩いたり運動をすること
- □ お昼寝するなら、椅子に座って15時までに10〜20分。15時以降は一切しないこと

夜の過ごし方

- □ 夕飯以降は、カフェイン含有のコーヒーやお茶は控えること
- □ 夜は、コンビニなど明るいところには外出しないこと
- □ 就寝1時間前以降は、テレビや携帯などの電子機器は利用しないこと
- □ 40℃以下のお風呂にゆっくりつかること
- □ 入浴後は間接照明だけにするなど、部屋の明かりを落とすこと
- □ 寝床で悩み事を思い出してしまったら、ノートに「明日○○について考える」などと書き込むなどして、うっとり習慣を取り入れてからお休みすること

△がついたものから着手し、
少しずつ○が増えるような
生活習慣に変えていきましょう。

快眠とダイエットのための夕方エクサ

このタイプは要CHECK
時差ボケ子
眠りの浅子
ストレスフル子

熟睡スイッチのメンテナンスに、運動は大変有効に働きます。

例えば、睡眠課題がある方が適度な運動を行うと、寝つくまでの時間の短縮、睡眠持続時間の延長、睡眠段階3～4の出現量の増加などがもたらされます。これは身体疲労によるものではなく、運動にともなう加熱効果によるものという研究報告があります。19時頃がもっとも深部体温が高く、そのあたりの時間帯に運動を行ってさらに体温を高くすることで、そのあとの自然なリズムである体温低下にともなって、質の高い眠りにつながるのです。また、その時間帯の運動は、体内時計が後ろにずれがちな方のメラトニンの分泌リズムを前に進め、寝つきをよくすることがわかっています。寝つきや寝起きに課題がある方は、リズムを整えるために、ぜひ行ってみてください。

運動の習慣があれば、よい眠りが得られる。逆によい眠りを得ていれば、運動へのやる気が芽生えて運動の習慣化につながる――この相乗効果で、睡眠と運動両方の恩恵を

ダイレクトに得ることができます。そして、美人になるにはこの両方が必要です。

けれども実情は、運動習慣がある方は大変少ないです。厚生労働省の国民健康栄養調査によれば、1回30分以上の運動を週2回以上する人の割合は約3割。週3〜5回以上運動する人が約半数に達するアメリカに比べたら、かなり少ないと言えます。ちなみにサロンに通う前の生徒さんたち（20〜50代女性）の歩数平均は、OLさんで5000歩前後、専業主婦で3000歩前後。運動の習慣がない方は8割でした。テレワークの方はさらに歩数が極端に少ない場合が多いです。まずは、朝コーヒーを買いに行く、おいしいパンを買いに行くなど、何か目的を作って、外に出ることを推奨します。また、例えば昼はデリバリーや自炊はせず、必ずテイクアウトすると決めるのもいいでしょう。とにかく毎日の生活で運動未満の生活活動量を増やしましょう。それでもなかなか難しいという場合は、次頁以降の運動を自宅で行ってみてください。

確かに、ただ生きるだけなら運動はいらないかもしれません。でも、この本を手にとっている方は、キレイになりたいし、健康になりたいという意志をお持ちの方だと思います。他人を変えることは難しいけれど、自分は変えることができる。変えたいという思いがあれば、必ず変わることができる。私はそう思います。

3日坊主さんのための、ながらエクササイズ

このタイプは要CHECK

時差ボケ子
眠りの浅子
寝すぎ子&寝なすぎ子
ストレスフル子

自分の時間をなかなかとれないOLさんや育児で忙しい主婦の方でもできる、ながらエクササイズをご紹介します。わざわざ時間を割く必要はありません。むしろいつも3日坊主で終わってしまう方ほど、割かないほうがいいでしょう。はじめは意気込んでいても、何かと理由をつけて人は継続できなくなります。**継続するために大切なのは、普段の行動や場所に運動をリンクさせること。例えば、トイレに行ったらこの運動、玄関から出る時はこの運動、食器洗いをする時はこの運動、といったように、ご自身の習慣に根づかせることがとても大切です。**

単発ではなく継続。目指すは、「歯磨きするレベルで運動をする」。まずは実践し、「自然にいつのまにか運動していたわ」という状況に持っていくのが理想です。自転車のこぎはじめはつらくても、すぐに楽にこげるようになりますよね。習慣化とはそういうことです。はじめはつらくて面倒だけど、続けていけば身体に染みつきます。

[自宅でテレビを見ながらできる「ながらエクササイズ」]

カンガルーの股開きエクサ

頭の下に右手を添え、両脚を揃えて横向きに寝る。身体と脚の角度は45度、膝は90度にキープ。お尻に力を入れながら、左膝を開き、ギリギリまで下ろす。

▶O脚対策に
左右10〜30回ずつ

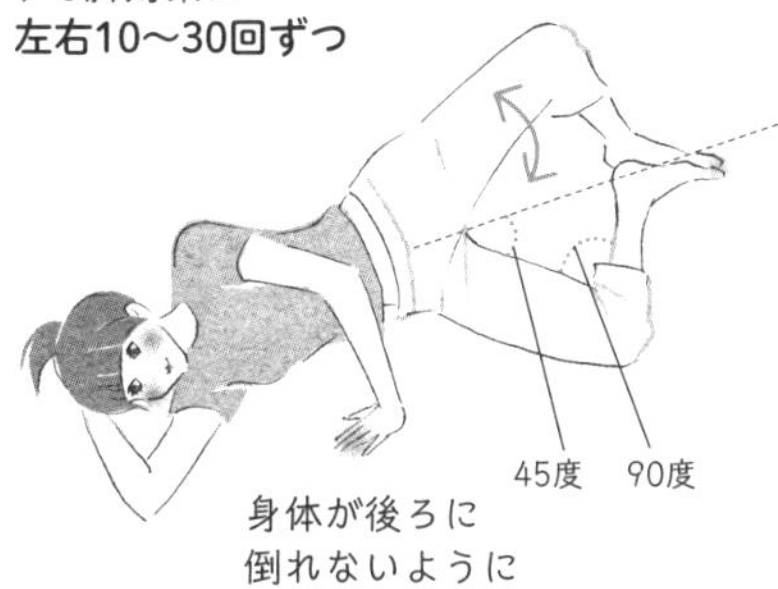

チーターの内ももエクサ

頭の下に右手を添え、横向きに寝る。左膝を曲げて身体の前で足裏を床に下ろし、右脚はのばす。左手は床に置く。右足のつま先を下に向けて上げ下ろし。

▶内ももシェイプに
左右10〜30回ずつ

内ももに
力を入れて

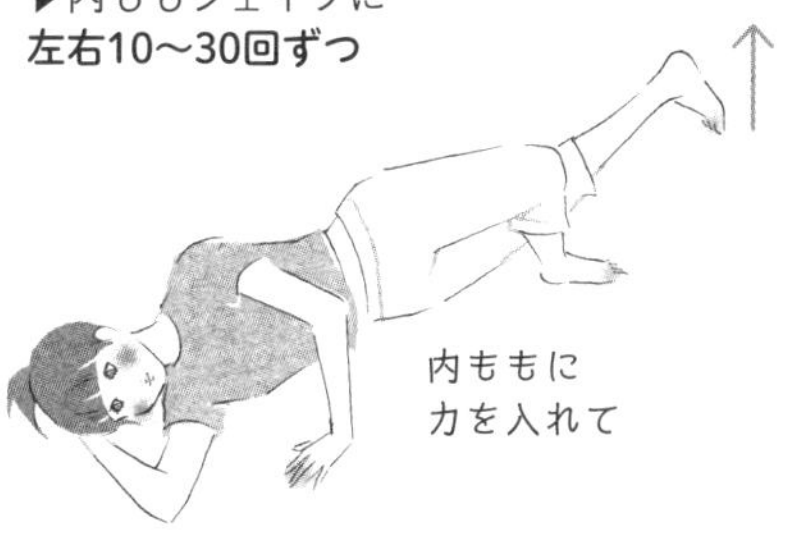

ブタの脚上げエクサ

肩の下に肘、腰の下に膝がくるように四つ這いになる。左太ももが床と平行になるまで持ち上げ、膝を45度曲げて上げ下ろし。骨盤の左側が上がらないように。

▶お尻全体のヒップアップに
左右30回ずつ

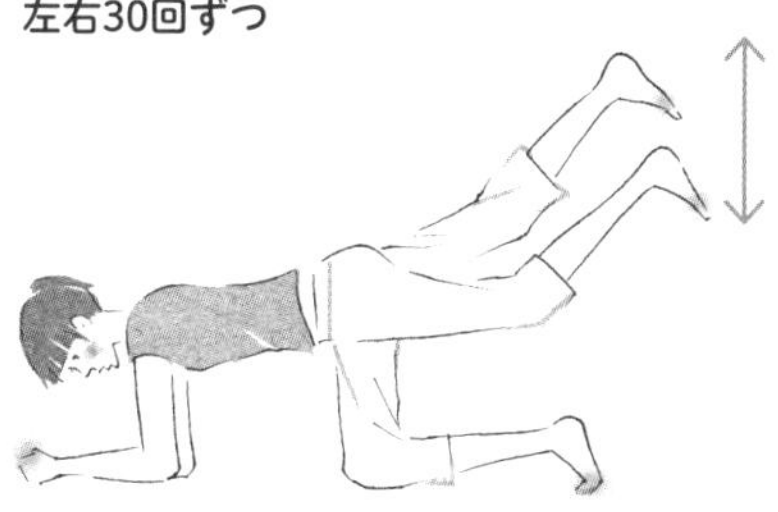

トビウオの脚上げエクサ

仰向けの状態から脚を持ち上げ、脚を絡めて手は床に。体幹に力を入れながら、お尻を床から離して脚を天井方向にのばした後、ゆっくりとお尻を床に下ろす。

▶ウエストシェイプに
つらくなるまでを1〜3セット

常におなかに
力を入れて

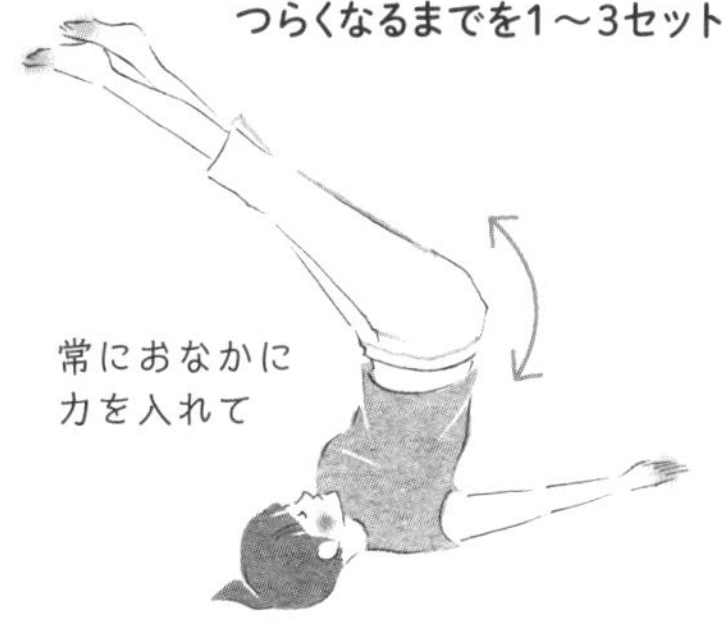

[外でできる「ながらエクササイズ」]

肩こりの時

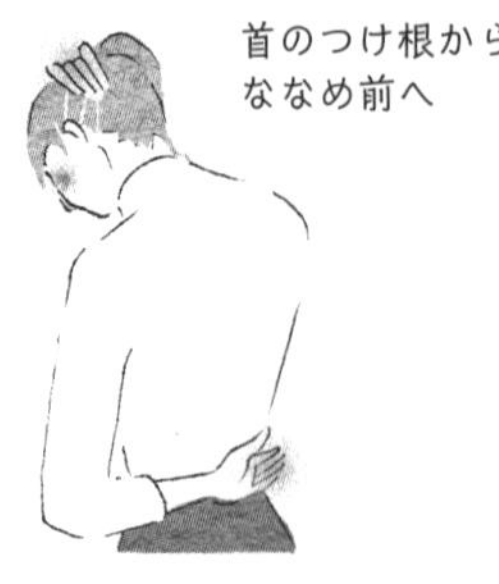

フクロウのストレッチ

頭を軽く下に倒すと、ボコッと出てくる首の背骨。そこから3つ下の背骨を起点にして首を横や斜め前に傾け、手を頭に添えてさらに首回りの筋肉をのばす。

左右、斜め左右10秒キープ

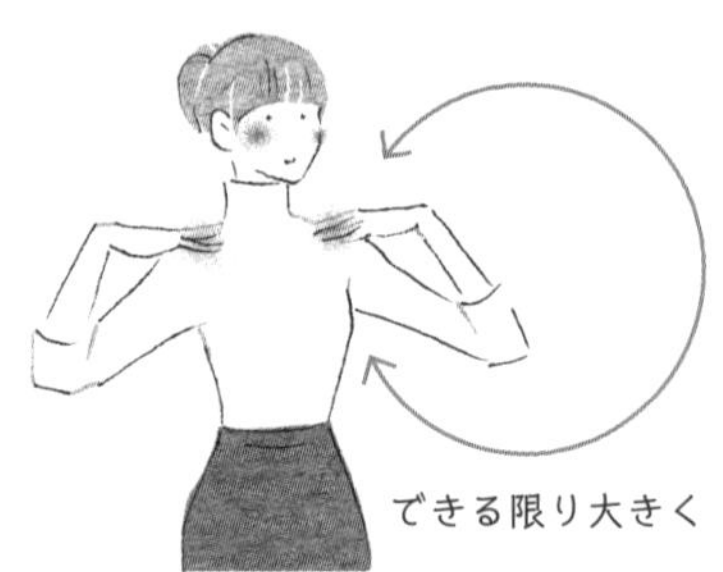

コウモリの肩回しエクサ

両手を鎖骨と肩の間に添え、ゆっくり呼吸を繰り返しながら両腕をできる限り大きく前に回す。その後、後ろにも回す。

前後回し4〜6回ずつ

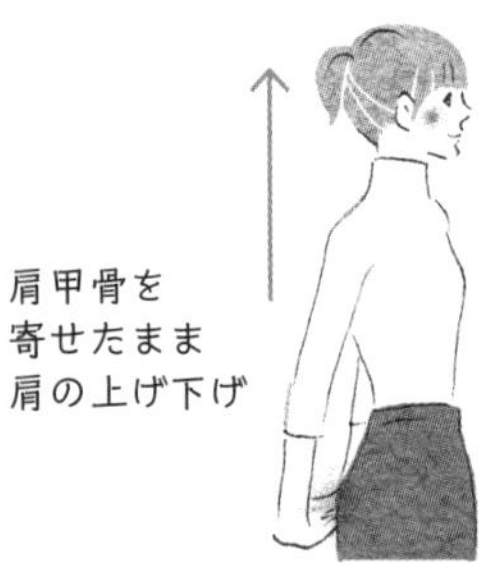

キツネのしっぽエクサ

胸を張って姿勢を正し、両手を背中の後ろで組む。肩甲骨をしっかり寄せながら、ゆっくりと肩を上げ下げ。

10〜20回

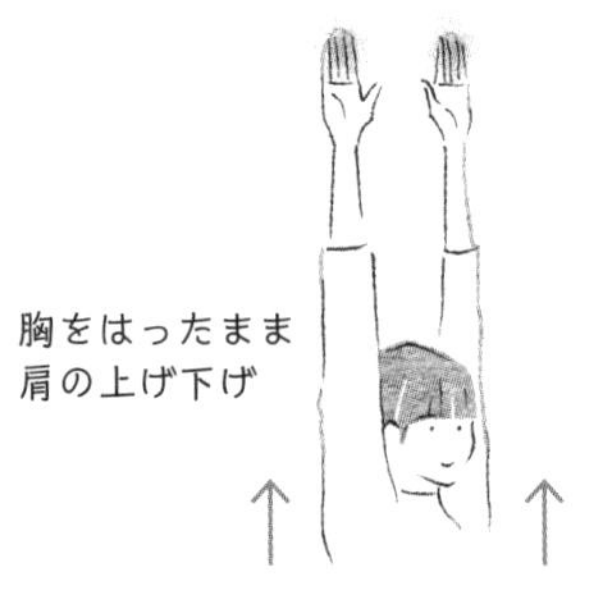

チンパンジーの手上げエクサ

胸を張って姿勢を正し、両手を天井方向にのばす。その状態で肩を上げ下げ。両手は身体より前に倒れないように。

10〜20回

熟睡POINT

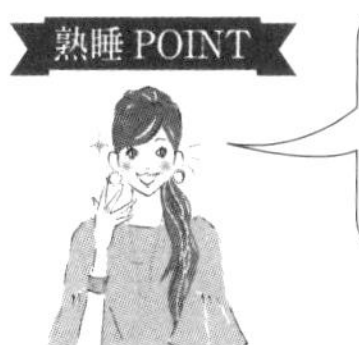

肩こりの「ながらエクササイズ」は、とても肩が楽になるので、毎日デスクでやりましょう

電車の中

肘をしめて
上下左右に

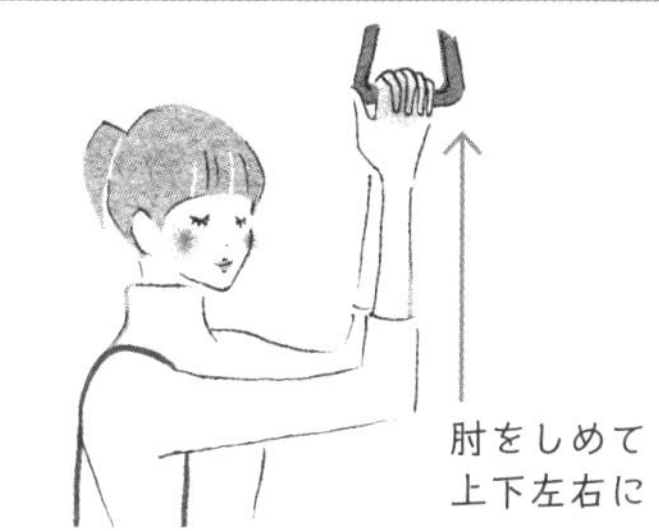

ダチョウのバストエクサ

つり革を両手で持ち、肘を曲げて肘同士をくっつける。肘をつけたまま、腕を上下、左右にゆっくり動かす。

▶バストアップに

上下、左右に3秒ずつキープ

コピー機の前、歯磨き中

COPY
お尻に力を
入れながら
軽やかに

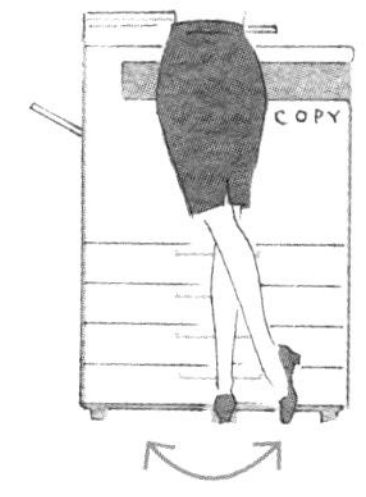

トリの2ステップエクサ

姿勢を正して立ち、左足のつま先で右後ろの床をタッチ、続けて左後ろにタッチを繰り返す。

▶腰回りのシェイプに

左右10〜30回

仕事中にものを床に落とした時

腕の後ろ側を
意識して

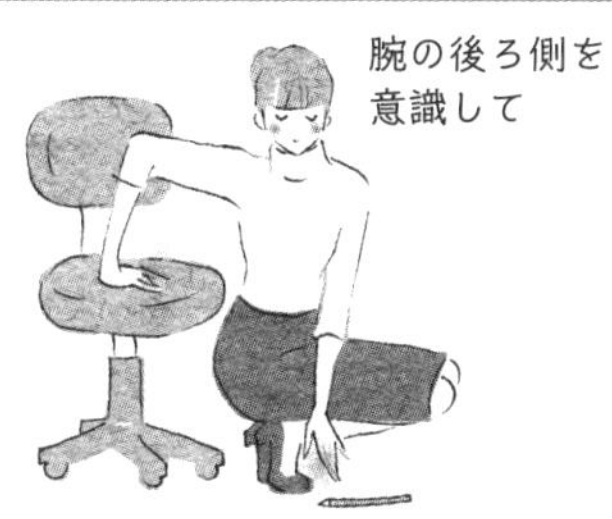

カマキリの腕曲げエクサ

何かを拾う際は椅子に片手を置き、肘の後ろの筋肉を意識しながら肘を曲げて。

▶二の腕シェイプに

トイレに入った時

常にお尻に
力を入れて
膝は
つま先より
前に出ない
ように

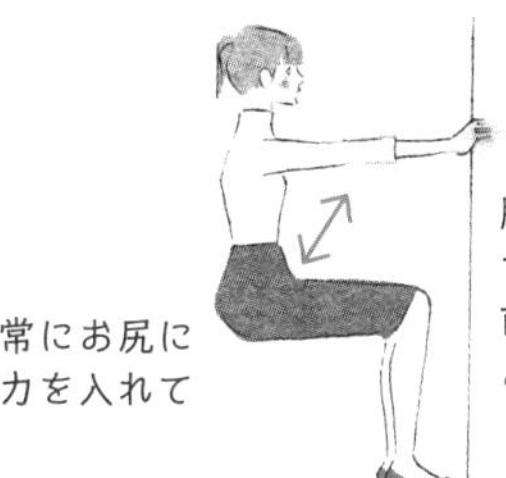

クマのヒップエクサ

トイレのドアノブなどを持ち、姿勢を正して立つ。お尻に力をしっかり入れ、お尻を斜め後ろに下ろして持ち上げる。

▶ヒップアップに

10〜30回

ダイエット効果も半減 睡眠の質を下げる夜の運動

ダイエットは、運動と食事と言われますが、これからは睡眠も加えたいものです。睡眠不足は、グレリン（食欲亢進）を増加させ、レプチン（食欲抑制）を減少させる、ダイエットの大敵なのです。

そして、**熟睡のためには、運動を午前中ではなく夕方〜20時、遅くとも21時半頃までに行うのがベスト。**体温や血圧、肺活量、運動能力の活性は夕方前後に最高に、そして休息時間帯に最低となります。成長ホルモンの分泌も、朝より夕方の運動のほうが増大することがわかっています。効率的にいい身体を作っていきたいなら、夕方がいいと言えるのです。早朝から午前中の運動を始めようと思われる方は、太陽をしっかり浴びられる点はよいのですが、心臓血管系の事故を防ぐためにも、軽い運動にとどめてくださいね。可能な方は夕飯前、お仕事で難しい方は、夕飯を食べてから1時間以上経ち、お風呂に入る前に行ってください。この時間帯に活動的に筋肉を動かして体温をさらに上げることで、就寝前にかけて体温がどんどん低下していきます。

熟睡POINT

筋肉の増強や脂肪燃焼においては、睡眠中の成長ホルモンの分泌が不可欠です。運動はもちろん大切ですが、ダイエットを考えるなら、睡眠は味方につけておいたほうがよいでしょう。

体温の上下変動幅が大きいほうが、睡眠中の中途覚醒の予防や寝つきアップにつながるので、この時間帯の運動は熟睡スイッチのメンテナンスに最適なのです。

21時半頃まで、という条件にはもちろん理由があります。夜間～深夜の運動は、1～2時間も体内時計が後ろにずれるため、寝つきや寝起きが悪くなってしまうという研究報告があるのです。この研究では、光や食事などの影響はないように考慮されていますが、実際の生活では、トレーニングジムの明るい光や夜食などの要因が加わって、体内時計がさらに後ろにずれるでしょう。交感神経活動の刺激が就寝時刻まで続いていれば、さらに寝つきが悪くなったり、途中で起きてしまったりと睡眠の質も量も低下する可能性があります。

せっかく脂肪燃焼、筋肉増強のために運動をしても、睡眠に影響があればその効果は台なし。体調不良の原因にもなりかねないのです。

運動は適度な強度にとどめることも大切です。運動習慣のない方の急な運動や、習慣がある方でも過度な運動は、その晩の睡眠に悪影響を及ぼしがち。運動強度は、運動をしていて人と会話ができるほどにしましょう。時間は20～60分、週3～5回が目安です。

休日のブランチは不美女の始まり!?

このタイプは要CHECK
時差ボケ子
眠りの浅子
寝すぎ子&寝なすぎ子

太陽が昇ったら起床して、太陽が沈んだら就寝するという「起床就寝の体内時計」以外にも、私たちの身体には様々な体内時計があり、お腹が空いてごはんを食べるといった、消化活動についても「肝臓や小腸の体内時計」が存在しています。この**消化器系の体内時計を乱す大きな要因は、休日のブランチ。多くの方がよくやりがちではありますが、実は休み明けのプチ不調を引き起こす元凶なのです。**

例えば長期休み中、AM10時頃まで眠り、AM11時頃に朝昼兼用の食事を摂っていたとしましょう。そして休み明けは出勤のためAM6時に起き、6時半頃が朝食時間。

さて、この時、お腹は空いているでしょうか? おそらくお腹は空いていないでしょう。でも**そんな状態で無理やり食べても、便秘気味になることも考えられます。そもそも時差ボケ状態で寝起きも悪いため、だるさや疲れを感じることも多いでしょう。**

私たちは何かを食べる前に、唾液や胃液など消化を促す消化液を分泌します。食べる前から、食べる準備をしているということなのです。お腹が空くのもそれと同じです。けれども長期休みに朝食時刻がかなり後ろにずれる生活が定着していると、いつもの朝食時間に食欲はなく、無理やりごはんを口に運んでも、うまく消化できずに消化不良になってしまいかねません。

先述しましたが、体内時計には前にずれるよりも後ろにずれやすい性質があります。個人差はあるものの、体内時計は24時間よりも長い周期リズムだということのほか、平日の慢性的な睡眠不足もあるでしょう。休日の遅寝遅起きやブランチは難なく、というよりもむしろ簡単に適応できるのです。反対に、お休み後の体内時計を前にずらす行動は、ヨーロッパ旅行から帰国したばかりのように、なかなか日本時間に合わせることができません。結果として体調不良、ひいては不美女へとつながってしまうのです。

ということで、**たとえ休みの日であっても、食事の時刻は平日とせめて2時間以上ずれないようにしましょう。普段の食事も、基本的に3食同じ時刻に食べることが消化活動を正常にするためには理想的です。**

忙しい女子のための残業ごはんは食前のガムがポイント

このタイプは要CHECK
時差ボケ子
眠りの浅子
寝すぎ子&寝なすぎ子
ストレスフル子

CHAPTER1でもご紹介しましたが、**就寝が24時なら、睡眠と消化活動のために夕食の最適時刻は20時前。遅くとも量を少なくして21時までには食べ終わるようにしましょう。**夕食の時刻を決めるのは翌朝の食欲の有無。なければ夕食の時刻をいつもより早くしたほうがいいでしょう。

食べものはほとんど2〜3時間で消化されますが、複数のものを摂取すると消化にはさらに時間がかかります。そのため、食事は就寝3時間前と言わず、4時間前には終わらせておきたいところです。

そうはいっても、仕事が遅くなることもあるでしょう。

「今日は仕事終わりが遅くなるな」と思った日は、18〜19時頃に職場を抜け出して外食してしまいましょう。無理なら、肉や魚、大豆などのたんぱく質の具が入っているおにぎりをつまみ、仕事後の食事は摂取量を減らしてください。**分食にすることで、体内時計の大きなズレを防ぐことができます。**ただし軽食の場合、普段よりも噛む回数も食事

熟睡POINT

食べものは、果物で1時間以下、野菜で2時間以下、麺類で2時間半、ごはんやパンで3時間以下、焼いた魚などは3時間、揚げものやステーキなどは4時間ほど胃に停滞しています。

時間も少ないため、満腹中枢が刺激されずにお腹が満たされないこともあるでしょう。そうならないために、**食事前に5分間、無糖のガムを噛んでみてください。**きっと満足度が違ってくるはずです。

仕事終わりが21時を回るようなら、すでに分食しているので、本来は食べずに過ごすべき。早く帰宅し、お風呂に入ってうっとり習慣を行って、早くお休みください。でもどうしてもお腹が空くようなら、寝る前にオレキシンという覚醒を促すホルモンが分泌されてしまいます。その場合は、よく噛みながらヨーグルトを食べましょう。それでもお腹が空くようなら、火を通したやわらかいおひたしや、納豆、冷ややっこなど少量をよく噛んで食べてください。

ちなみに、21時以降も残業が続く方は、そもそも仕事のしすぎではありませんか？頑張りすぎていませんか？　残業が当たり前になっている方は、身体や心にストレス反応が出ていないか確認してください。

女性ホルモンにコントロールされていると言っても過言ではない私たち女性は、体内時計や自律神経が乱れると簡単に月経周期に影響が及ぶため、男性と同じように働くのは考えものです。この状態が普通だと思わないで、どうやったら今の生活から抜け出すことができるかを考えてみてもよいかもしれません。

睡眠の質を高める、理想の食生活

このタイプは要CHECK

時差ボケ子

眠りの浅子

寝すぎ子&寝なすぎ子

ストレスフル子

消化活動の体内時計は、自律神経の乱れと密接な関係があります。食事の時刻は一定に。熟睡スイッチをONにするためにはマストのルーティンです。とはいえ忙しかったりして難しい場合は、せめて、睡眠や体内時計に大きく影響する夕食の時刻だけは大きくずらさないようにしましょう。

「睡眠のため……」と思って、夕食に鎮静作用のある栄養素（GABA、マグネシウム、カルシウムなど）を意識して食べる必要はありません。それよりも、食事は三食、良質なたんぱく質（肉・魚・卵・大豆）、野菜、ごはん、乳製品や果物（果物は朝食に食べることを推奨）を色合いよく、調味料や調理方法が重ならないよう工夫しながらバランスよく食べるようにしましょう。**特に、メラトニンの元となるトリプトファンを補うために、朝食でタンパク質の多い食事を摂ることがとても大切です。その日の朝に頑張ってつくらなくても、前の日の夕飯の際に朝食分として多めにつくるなど工夫して摂取してください。また野菜**

[理想的な食生活]

タンパク質

動物性食品と植物性食品を合わせ、必須脂肪酸をバランスよく摂取。

野菜

様々な葉、根野菜にエゴマ油、しそ油、亜麻仁油をプラス。

炭水化物

玄米や胚芽米、発芽玄米、麦、黒米、キヌアなど。

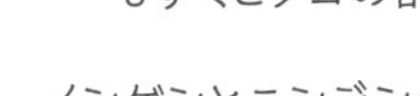

キャベツには亜麻仁油をかけて

GOOD献立！

豚肉と玉ねぎの生姜焼き

もずくとタコの酢のもの

インゲンとニンジンの胡麻和え

豆腐と三つ葉の味噌汁

玄米ごはん

不足の方も多いです。食物繊維が多い食生活のほうが、眠りの質が高くなる研究報告もあります。一日３５０ｇを目指して、偏らずさまざまな野菜を摂取してください。

夕飯は、朝食や昼食に比べて消化吸収のいい食事を心がけたいところ。消化に時間がかかる油の多い料理、胃液の分泌を余計に高める辛いものや味つけの濃いものは控えめにしましょう。便は夜、つくられます。発酵食品のお漬物やお味噌汁はぜひ摂取するようにしましょう。

また、パンやスイーツなど糖質の大量摂取は、血糖値が高くなりやすく、成長ホルモンの分泌を阻害するインスリンが多く分泌するので控えめに。頻繁に食べている人は、砂糖などの糖を過剰に摂りすぎてしまい、その代謝に必要なビタミンＢ群が摂取するたびに使われている状態です。栄養をエネルギーに変えてくれるビタミンＢ群が不足すると身体の熱を生み出せず、いつもだるい状態になるため、夜の食後のデザートは基本的に控えるようにしてください。

夕食の量が少なすぎると空腹で入眠困難になりますが、食べすぎもＮＧ。腹七〜八分目を目安に、よく噛んで食べるようにしましょう。

うっとりフードで美しい細胞に生まれ変わる

このタイプは要CHECK
時差ボケ子
眠りの浅子
ストレスフル子

美に磨きをかけるために積極的に摂取したい栄養素は、**細胞分裂に必要な亜鉛、細胞膜生成に必要なオメガ3（αリノレン酸、EPA、DHA）です。**特にオメガ3は、細胞を形作る上で重要な物質です。また、**アミノ酸の一種「アルギニン」には、成長ホルモンの分泌を促す作用があると言われています。**

強いストレスがかかると、副腎皮質という器官からコルチゾールが分泌され、その際にビタミンCを多く消費してしまいます。ビタミンCは体内にため込むこともできないので、イライラや憂鬱感が日々ある方は、生の野菜を毎食摂ることを推奨します。パプリカや赤ピーマンはレモンやキウイよりもビタミンC含有量が多く、生でも食べられます。いずれにしても、大切なのはバランスです。アルギニンだけを大量に摂取しても、すべてを吸収することはできません。そのため、サプリメントで多く摂ろうなどとは考えず、いろいろな食材を食べるようにしてください。

特に、たんぱく質を必要量食べていない方が多いので注意が必要です。朝食などで時間がないからといってパンとヨーグルトだけにしたり、お昼ごはんにサラダのみのプレートを食べたりという方に限って、白米は食べないのにスイーツ類はやめられない……という偏った食生活を送りがち。該当する方はご注意くださいね。

さらに、**よく噛むことは消化はもちろん、熟睡スイッチのメンテナンスにとっても、とてもいいことです。**

体内時計を整えるメラトニンは夜分泌されますが、その原料はセロトニンです。血中のセロトニン濃度は、昼間に高く、夜間に低い状態となっていますが、昼間、**セロトニン神経活動を増強させるのは、歩行、咀嚼、呼吸などのリズム運動と日光浴です。**例えば、ガムの咀嚼の研究では、ガムを20分間しっかり噛み続けるとセロトニン濃度が増加。心理テストでは、緊張や憂鬱といった気分が改善したことがわかっています。

そのため、昼間は外界の光を浴び、リズミカルに運動をしたり、ガムを噛んで一定のリズムを刻むことにより、セロトニンの分泌を促すことができます。結果、夜の眠りをぐっとよくすることができるのです。

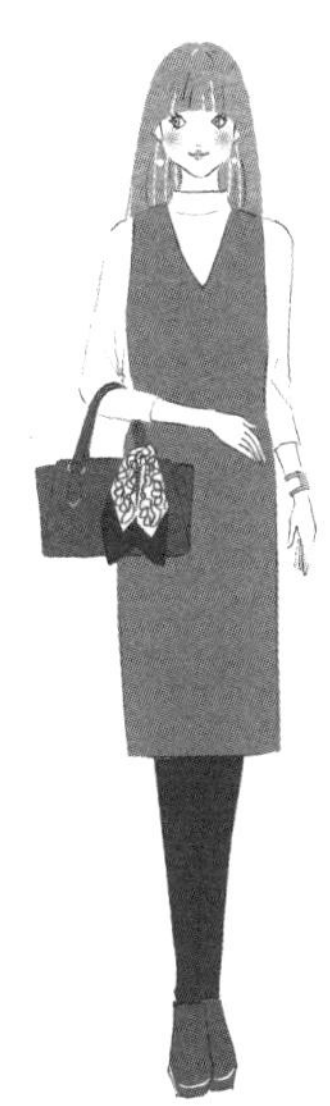

症状別、もっと押したい10のツボ

よく寝て、バランスよく食べて、適度に運動……なのに、まだまだ身体の課題が山積みという方は、不調とは無縁の身体になるための＋αとして、ツボ押しを行ってみませんか？

ツボは神経の集中する交差点にあり、ツボ押しは交通整理のようなもの。神経が正しく機能していれば身体の情報は脳にしっかり伝達されます。

ツボは骨の近くを通っていることが多いので、骨をたどってツボを探すようにしましょう。骨のキワに指を押し込んでみて、痛気持ちいい感覚がある角度が正しい角度です。

ツボ押しはゆったりと呼吸を繰り返しながら行います。口から細く長く息を吐く時に、リラックスしながらツボを押していきます。ゆっくり5秒キープしたのち、ゆっくりと力を抜きます。5セット繰り返しましょう。

[症状に応じてツボを押しましょう]

症状① 眠れない・足のむくみ・足のだるさ

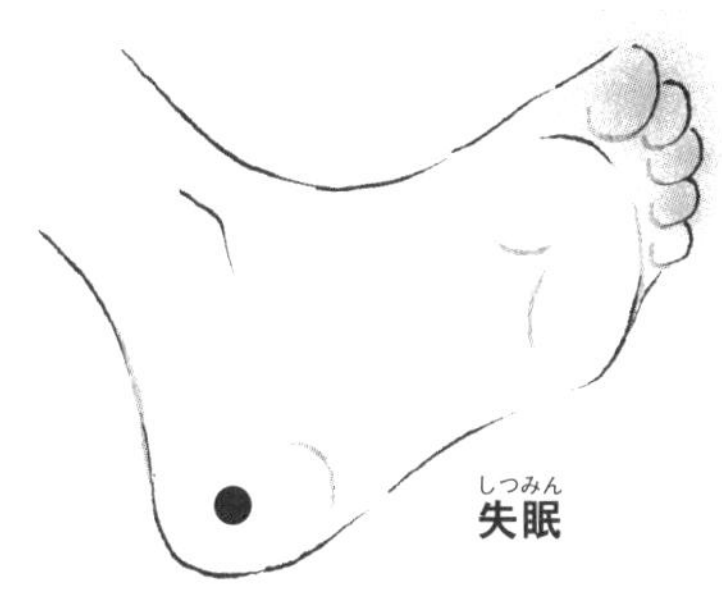

かかとの真ん中が失眠のツボです。かかとの中心で丸く膨らんでいる部分に親指を置き、垂直に力を加えます。

血行をよくしてリラックスできるため、不眠や足底の痛み、足のむくみにおすすめです。また、就寝中に適度に寝返りを打つことが全身むくみ解消につながります。よく眠れる寝具選びも同時に行う必要があります。

症状② 末端冷え性・落ち着かない・自律神経の乱れ

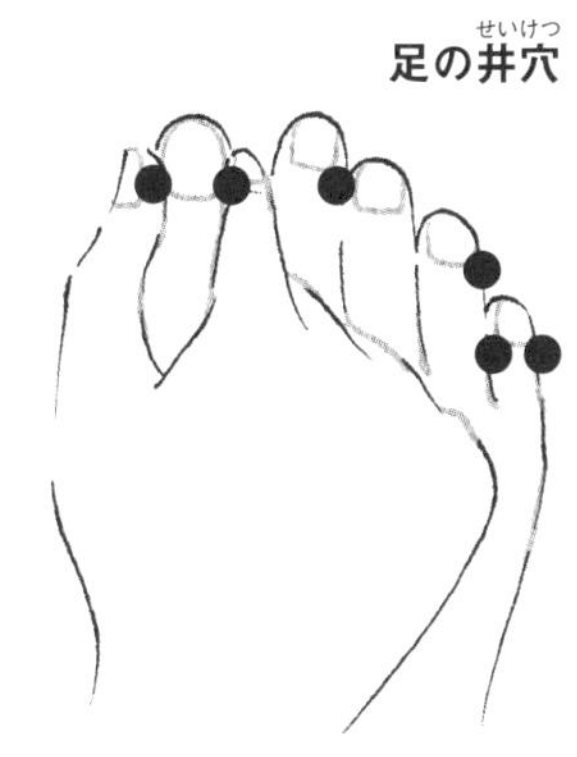

左右の足指の爪の付け根の両側にあるのが、井穴のツボです。正確にはイラストのように、すべての両サイドにツボがあるわけではありませんが、親指から順番に爪のキワをつまむように指圧していきます。

神経の流れを促す神経伝達物質が放出し、血行がよくなるため、冷え性の方におすすめです。
特に冬場は寝室が寒いと手足など末端から冷えやすくなり、入眠を妨げてしまいます。寝室の暖房加湿、寝る直前まで靴下を履くなどの工夫をしましょう。

症状③　冷え性・眠れない・月経トラブル・めまい

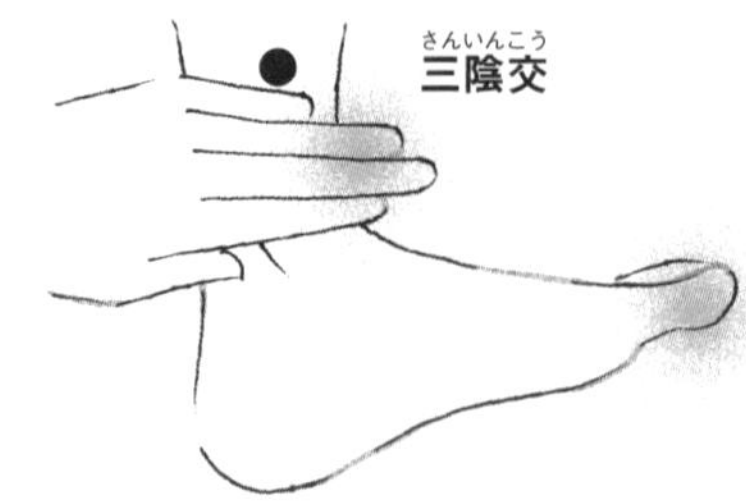

内くるぶしの上に人差し指の端をあて、上方向に指幅４本分上にあるのが三陰交のツボです。骨のキワに親指をあてて骨の内側に指を入れるようにして指圧します。

下半身の血行不良やむくみが気になる方にもおすすめです。めまいを起こしやすい方は、そもそも自律神経が乱れている可能性あり。夜は副交感神経が優位になるよう、電子機器はオフ、照明は薄暗くして、温かいハーブティを飲んだり、心地よい音楽を聴いたり、「うっとり」を心がけてくださいね。

症状④　月経トラブル・膝の痛み・むくみ

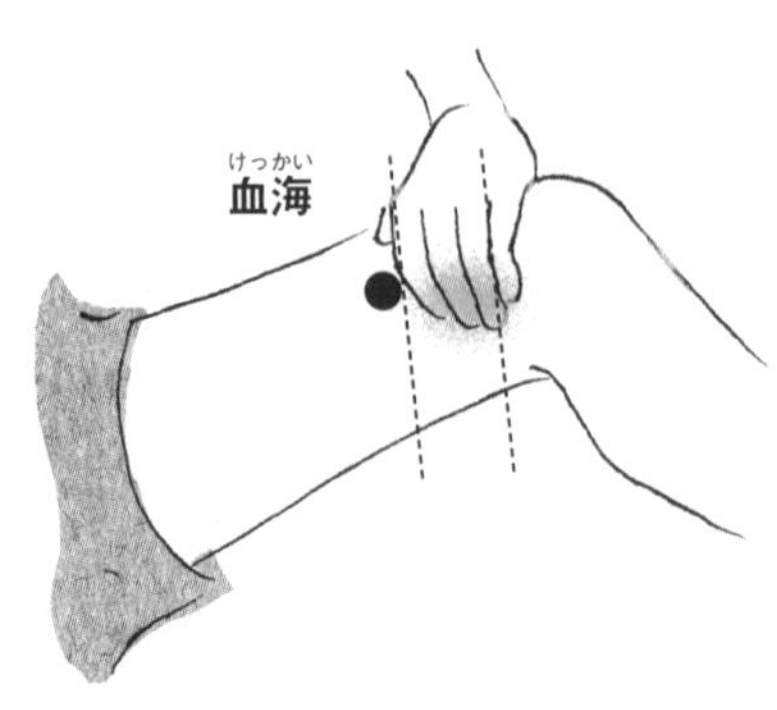

膝のお皿の内側にある出っぱりの上部から、指幅3本分上にあるのが血海というツボです。膝をつかむように親指をツボに添え、骨のキワを押しましょう。

血海は婦人科系疾患の名穴と言われるツボで、子宮や卵巣の血液循環をよくしてくれるため月経関係の不調のある方におすすめです。ただし、睡眠不足や食生活の乱れ、運動不足、ストレスの蓄積など、生活習慣全体が関わっていることが多いため、同時にケアしましょう。

症状⑤　腰や背中の疲れ・お尻と太ももの境目がない

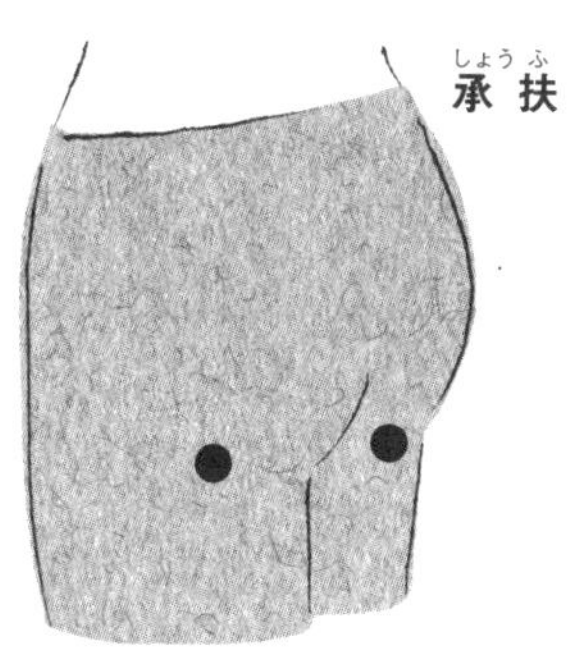

左右のお尻の山の中心から下ろした線とお尻の下の横ジワが交わる部分にある承扶というツボです。中指の腹をツボにあて、お尻を持ち上げるように押しましょう。

リンパの滞りが解消されると、老廃物や水分代謝がよくなります。お尻と太ももの境目がない方にもおすすめですが、よく歩いたり、運動の習慣を持つことも視野に入れましょう。

症状⑥　腰の痛み、むくみ、ヒップの下垂

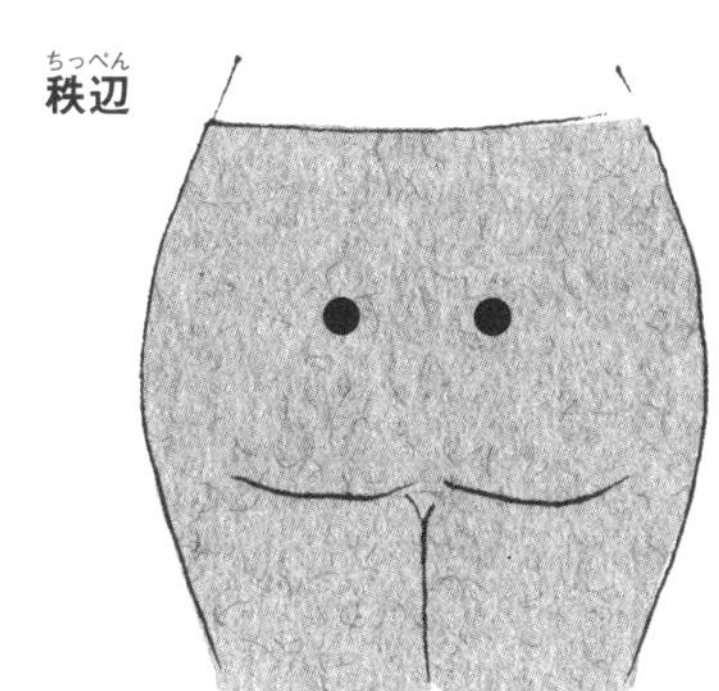

お尻の割れ目あたりから、指幅4本分横にあるのが秩辺です。親指の腹をツボに合わせてお尻の中心に向かって押しましょう。

腰回りのだるさや痛みがある時におすすめです。また、大殿筋に働きかけるため、ヒップアップにも。その場合は、ヒップの筋トレやリンパマッサージ等も同時に行いましょう。

症状⑦　軽い腰痛、むくみ、生理不調、腎機能低下

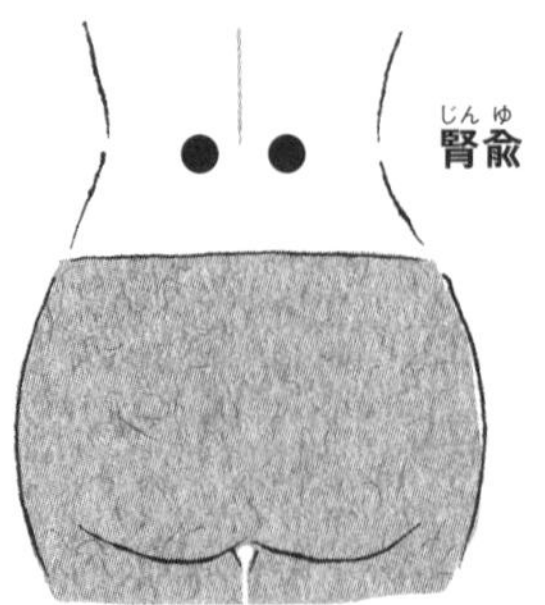

だいたいウエストの一番細いところにある背骨の中心から左右に指幅２本分離れたところにあるのが腎兪です。親指の腹をツボにあて、身体の中心に向かって押しましょう。

軽い腰痛がある場合や、婦人科系の疾患にお困りの方におすすめのツボです。座っている時や湯船につかりながら押しましょう。

症状⑧　胃腸の不調、だるさ、自律神経の乱れ

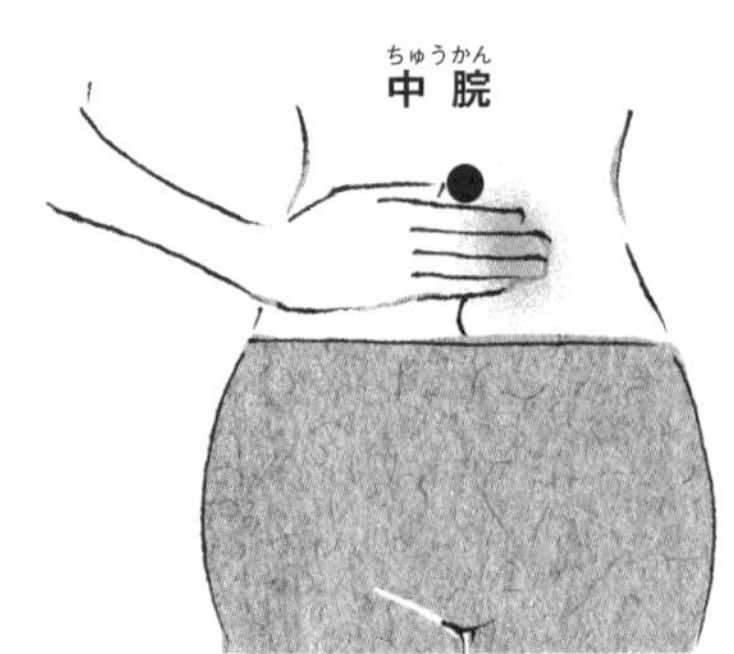

へその中央上に小指をあて、真上に指幅４本分上がったところにあるのが中脘。中指の腹をツボにあて、身体の中心に向けてやさしく押しましょう。

力が抜けているほうが押しやすいので、湯船の中で腹部を脱力している時や入浴後のベッドルームで行ってみてください。飲み会が続いた日などに行ってみましょう。脂肪燃焼機能も高めるツボなので、ダイエット中の方にはおすすめのツボです。

症状⑨　精神的疲労、不安、埋もれ鎖骨

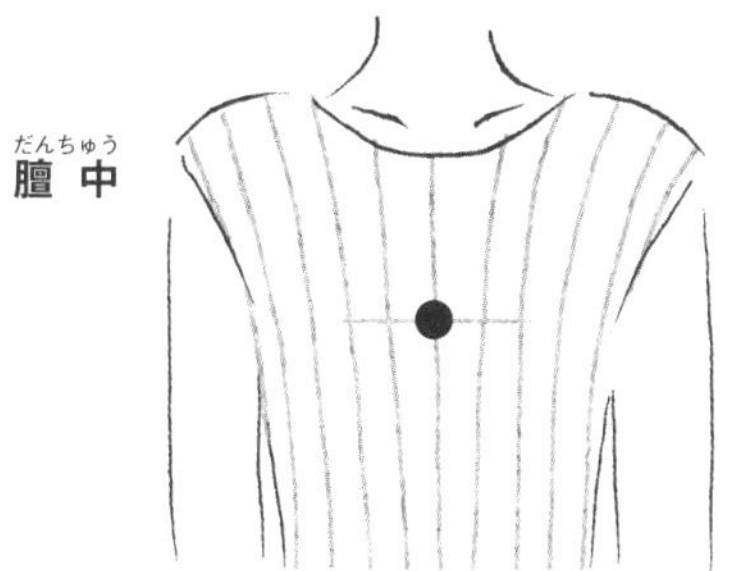

左右の乳頭を結んだ線の真ん中あたりにあるのが膻中というツボ。人差し指をツボにあて、身体の中心に向かって、やさしくじんわり押しましょう。

「なんだか疲れたな」という日におすすめです。鎖骨がくっきり見えない方は、姿勢が悪いことも要因です。仕事中の姿勢や歩き姿勢に気をつけて過ごすことが大切です。

症状⑩　自律神経乱れ、顔のむくみ

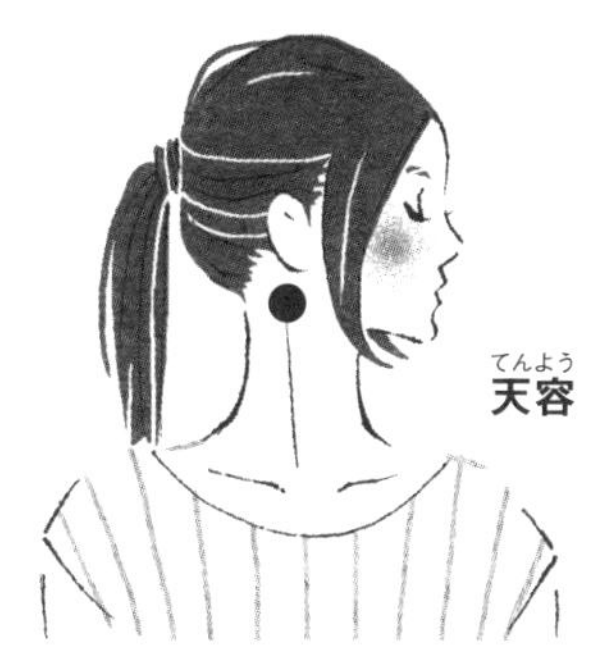

両耳の下で、下あごの骨の角の後ろにあるのが天容。顔を横に向けた時、首筋に走る太い胸鎖乳突筋の前側キワにあります。中指を前に押し込むように押しましょう。

小顔のツボとして毎日押したいツボです。神経を鎮静化させてくれるので、バタバタしている仕事中におすすめです。

「考える」ことで悩みがちな自分から卒業する！

このタイプは要CHECK
時差ボケ子
眠りの浅子
寝すぎ子＆寝なすぎ子
ストレスフル子

心に課題のある方は、寝つきが悪いことが多くあります。86ページでご紹介した、寝る前の憂鬱感の対処法はあくまで一時的。**もし、夜だけでなく、昼間にもイライラやモヤモヤを感じている場合は、少しずつその対処をしていきましょう。まずは、「悩む」から「考える」にシフトしましょう。**悩みが多い方は、課題を悩みのまま放置していることがよくあります。悩みというのは、頭の中がぐるぐる巡ってゴールが見えない状態。課題が「悩み」である限り、現状はよくなりません。「悩み」ではなく、どうやったら解決するのか、どうやったらゴールに近づくのかを「具体的に考える」ことがとても大切です。例えば、生理が止まったまま何か月もきていないとします。これは大変大きな問題です。けれども仕事量は増える一方。

こんな時、あなたならどうしますか？　生理がこないことに悩みますか？「なぜ私はこんなにつらい思いをしなければならないのか」と悩みますか？　毎日何時間も残業が続く場合、何もしなかったら会社は解決してくれるでしょうか。いいえ、自分の身体

熟睡 POINT

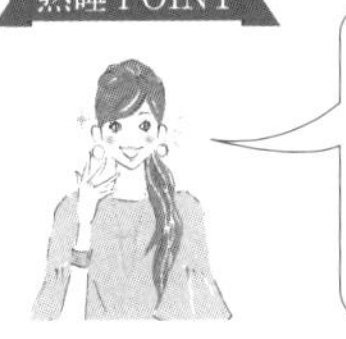

睡眠不足だと脳機能が低下するため、論理的な思考や、状況の変化への柔軟な対応ができなくなります。その結果、ミスやトラブルが起こってイライラしてしまうという悪循環に陥るのです。

は自分で守るしかありません。

あなたは、もう大人。考える力があります。**思い悩むのは卒業し、具体的に今の状態から抜け出すために、どうしたらよいのか、考えてみてください。**上司に今の身体の状態を話して、残業をなくしてもらうとか、それが受け入れてもらえなければ病院で診断書を用意してもらうとか、仕事というストレスの元であるストレッサーをどうやって小さくしたらよいのか、その**対策をたくさん箇条書きで書いてみてください。**

プロジェクトメンバーはあなた。今、目の前にある課題をどうやったら乗り越えられるかを、会社のメンバーで意見を出し合うように、自分自身で考えてみてください。**失敗したら、他の手を考えたらいいのです。できる限り多く書き出してみましょう。**

「考える」という言葉はとてもありふれていますが、本当に自分自身を幸せにするために、具体的に考えられている方は大変少ないように感じます。

ちなみに、私の生徒さんに、悩みはあるか尋ねても、「悩みはない、でも考えていることはあります」とニコニコして答えます。悩みのままでは、ゴールがあるのかどうかも検討もつきません。ですが、それをきちんと紙に書き出して「考える」作業を行うことで、悩みをなくすことはできるのです。考える習慣ができたら、ゴールはすぐそこ。歩き出しましょう。

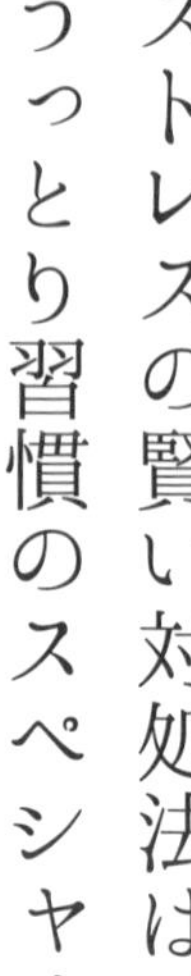

ストレスの賢い対処法は、うっとり習慣のスペシャリテ

このタイプは要CHECK
眠りの浅子
ストレスフル子

熟睡POINT

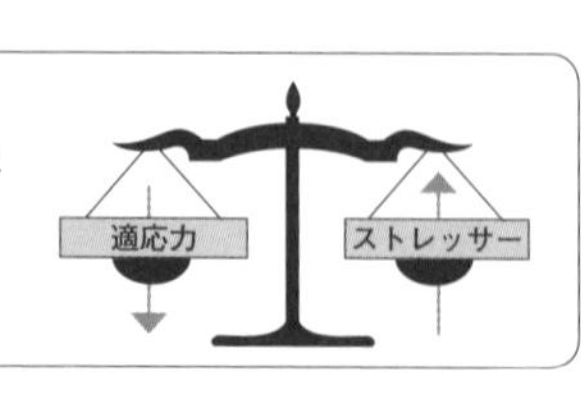

「考える」決意を持てたら、あとは簡単です。

まず、上のイラストをご覧ください。「ストレッサー」と「適応力」という天秤があります。**ストレッサーとはストレスの元、適応力はあなたのキャパシティのことです。**

例えばストレッサーが軽く、適応力が重ければ、天秤は左に傾きます。ストレスの元が小さい上、自分の適応力がしっかりしているため受け入れることができます。しかし、自分のキャパシティが小さく、ストレッサーが重い状態だったら、どうでしょう。天秤は右側に傾き、強いストレス状態を感じるはずです。

つまり、**解決の簡単な方法は、①ストレッサーを軽くする方法と、②適応力を重くする方法を「考える」こと。この2つを同時に行うこと**がゴールへの近道ということです。

「ストレッサーを軽くする方法」は、先述の通り、話し合いや交渉をする必要があります。あなたの身体はあなたしか守れません。例えば、「私はこういう要望があります。その理由は3つ」というふうに、順序立てていわばプレゼンのように交渉してみてください。

[書き込んでみましょう]

	毎日のうっとり習慣	うっとり習慣のスペシャリテ
1		
2		
3		

それでもストレッサーを軽くすることができなかった場合は、休職や転勤、別居など、ストレッサーから離れたりなくしたりするという方法もあります。これは逃げではなく、適切な回避行動です。自分を守るためには、ある程度自己中心的に考える必要もあります。

次に、②の「適応力を重くする」方法を考えてみましょう。この**適応力アップの代表例こそ、「うっとり美容」です。**つらい感情を抱いた時は、血管が収縮し、呼吸は浅く、筋肉はこわばり、つまり交感神経が優位になっている状態。その状態をまずは解放してあげて、よい眠りを得て、体内時計を整えてください。CHAPTER1&2をおさらいして、毎日確実に行っていきましょう。

でも、普段よりもストレスを感じた日は、いつもとは違うスペシャルなうっとり方法を取り入れる必要があります。例えば、いつもよりちょっぴり高い、とってもよい香りのするボディクリームを使用してみたり、もったいなくてなかなか使えなかったキャンドルを灯してみたり。こういった「うっとり習慣のスペシャリテ」を必ず最低3つは用意しましょう。

考え方の幅を広げると熟睡スイッチがONになる

睡眠や体内時計を整えても、ストレスをうまく解放できたとしても、どうしてもイライラが止まらない方もいることでしょう。イライラという感情は、抑制できるものではありません。けれども、考え方は自分でコントロールできます。その結果、負の感情を減らすことだってできるのです。例えばあなたが上司に会議室に呼び出されて叱られ、「イライラする‼」と、思ったとします。このような感情に行き着いた、考え方をひも解いてみましょう。

負の感情に行き着く考え方

例①「私にだけ叱るなんて、上司は私のことが嫌いなのかもしれない」

例②「私はあまりにもできない社員だと思われている。だから叱られた……」

例③「いつも叱られる。私は何をやってもだめだ……」

この場合は、「上司は私のことが嫌いだ」と「考えた」から、イライラという「感情」

熟睡 POINT

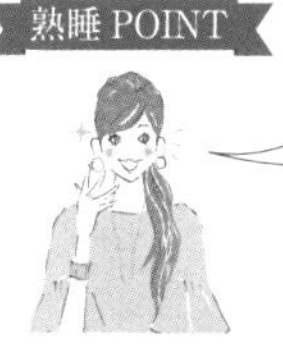

もちろん、人によって、考え方や感情は様々です。けれども、あなたの考え方ひとつで、感情はよくも悪くもなるのです。

につながったといえます。この考え方を変えてみましょう。例えば「叱られた」ではなく「指導された」としたらどうでしょう？

バランスの取れた考え方

例①「上司は、私の成長を願って指導してくれているんだ」

例②「みんなの前ではなく、会議室での指導……配慮してくれてありがたい」

例③「私の可能性を見込んで、指導してくれた！」

こう考えると、「私のために時間を割いてくださってありがたい、嬉しい。よし、このまま頑張ろう、意欲が湧いてきた。私はきっと大丈夫。背中を押してくれた」という感情に行き着けるかもしれません。

こういった考え方の修正は、睡眠や運動などといった生活習慣の継続と同じで、継続させていくことがとても大切です。続けていくと、自然にバランスのとれた考え方を選択することができるようになっていくはずです。まずはノートに書き込む習慣を持ち、慣れてきたら、頭の中で考える習慣を持ちましょう。

イライラを減らし、イライラ耐性を身につけることは、熟睡スイッチをＯＮにして美人になるためのパスポートでもあるのです。

うっとり美人は頑張りすぎない

サロンなどで多くの働く女性と接していると、どうも「頑張りすぎる」人が多いように思います。確かに自分が成長するために頑張るのはいいことですが、身体を犠牲にしてまで働く必要があるのでしょうか?

「責任があるから」「私が早く帰宅したら周りの人に迷惑をかけるから」「やる気がないように見えるから」など様々な声が聞こえてきますが、万が一自分の身体を壊した時、誰が自分の身体を守ってくれるのでしょうか? 自分が変わるしかありません。私自身が、そうでした。

本来、副交感神経系が優位になっていなければならない寝る前に、仕事をしていたり、電子機器を利用したり考えごとをしていたり——それがいかに自分にとって楽しくワクワクすることでも、交感神経系が刺激されてしまうことで自律神経バランスは乱れてしまいます。その結果、脳からの伝達がうまくいかず、ホルモン分泌に影響し、身体に様々

な不調が出てしまうのです。

特に女性ホルモンは自律神経の乱れにとても敏感。影響を受けやすいため、ストレスが多い月や寝る時刻が遅くなった月は、生理の遅れや生理痛といった月経不調が起こりやすくなるのです。

たとえ今は「若さ」によってカバーできていたとしても、体内時計が乱れ、いずれ臓器に負担がかかってしまいます。不規則な生活というのは、喫煙による発がんと同じように、苦痛のない数十年を経てから脳卒中や糖尿病、認知症などを引き起こすことがわかっています。5年後も10年後も30年後も、あなたはあなた。いつまでも健康的に、そして美しくあるためにも、自律神経のバランスを整えることは必要不可欠なのです。

何事にも頑張る女性は素敵。けれども、それがあなたの身体を、心を乱す原因になっているかもしれません。

睡眠時間が短くなるくらい仕事や趣味に没頭するのではなく、ぜひとも**自分に必要な睡眠時間を確保してください。そして、その睡眠の質を高めることこそ、健康だけでなくあなたの美しさをいつまでも継続させる方法なのです。**

おわりに

冒頭でもお話しましたが、私がこの道を歩むようになったのは、体調を大きく崩したことがきっかけでした。

身体を壊した経験って、一般的に、「不幸」と片づけられてしまいがちで、隠したくなるようなことかもしれません。でも、私のこの経験は、多くの女性を救うための「使命」だと感じました。なぜなら、私がこうした経験をしたことで、同じような経験で悩んでいる方があまりにも多いことに気づけたからです。

「みんなそれぞれ身体の悩みがあったんだ。私が実践して成功したその行動をもっと具体的に体系立てて伝えていくことで、みんなの助けになるのかもしれない」

そう心から思いました。その後、勉強を重ねて、今の私があります。

だから、私にとっては不幸ではなく、むしろ「幸せ」の出来事なんです。

私は今、六本木で生活習慣改善サロンFluraというサロンを主催しています。同じようにお悩みの方から、もっとキレイになりたいと願う方まで様々な目的を持ってお通いいただいています。

私は本当に生徒さんが大好きで。生徒さんの人生に携わって、この生徒さんがもっと幸せに、もっと自分らしく、もっとイキイキとなるにはどうしたらよいか、いつも生徒さんと一緒に考えています。そんな時間は私にとって本当にかけがえのないもので、この道に進めたことを心の底から感謝しています。

でも、一人で悩んでいる方も本当に多いと思います。今の世の中は、一見便利に見えても、睡眠不足や自律神経・体内時計の乱れの原因となるものが本当に溢れていて。体調不良になっても、頑張ることが素晴らしいとされている日本では、歯を食いしばって頑張るしか道はなく、病院に行っても、ストレスと片づけられてしまって、どうすることもできずに悩んでいる方々。いつもご遠方の方からのＳＯＳを受けていて、「なんとかしなければ」と常々思っていました。

でも、私の身体はひとつ。だからこそ、今回、私のこの思いを、この本にまとめることができて、本当に嬉しく思っています。早くみんなの手に届けたい、一人でも多くの方を助けたい！　心からそう思います。

最後に、今回本を作る上でサポートしてくださった方々に深く感謝申し上げます。皆さんのあの支えが、あの励ましがあったからこそ、今の自分があるんだなと思います。心からの感謝と愛を込めて……ありがとうございました。

小林麻利子

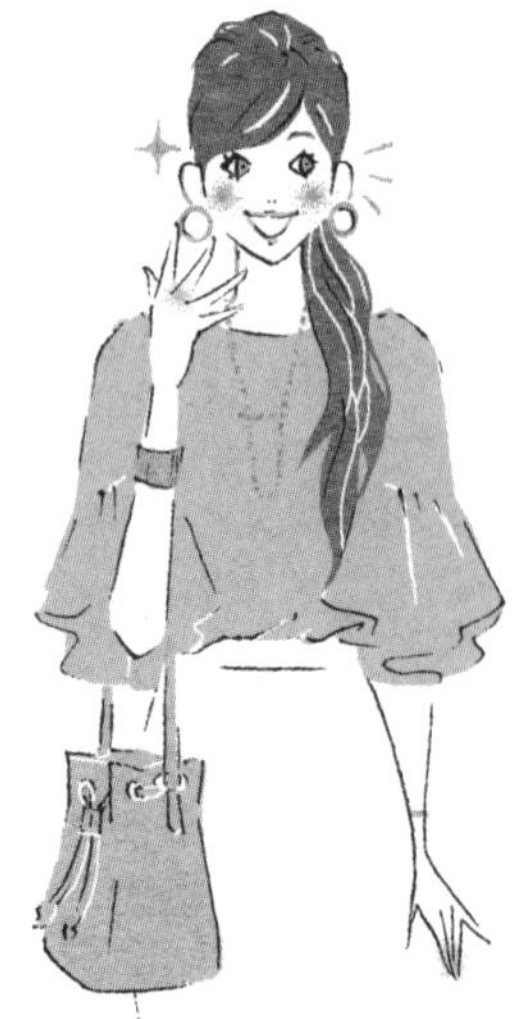

参考文献

■ 論文

Kripke,D.F.,Garfinkel,L.,Wingard,D.L.,Klauber,M.R.,and Maeler,M.R.:Mortality associated with sleep duration and insomnia,Aech Gen Psychiatry,59,131-136,(2002)

K.Nagai, M.Tanida, A.Niijima, N.Tsuruoka, Y.Kiso, Y.Horii, J.Shen & N.Okumura: Amino Acids,43,97(2012).

Y.Horii, J.Shen, Y.Fujisaki, K.Yoshida & K.Nagai:Neurosci.Lett.,510,1(2012).

D.Yamajuku, S.Okubo, T.Haruma, T.Inagaki, Y.Okuda, T.Kojima, K.Noutomi, S.Hashimoto & H.Oda:Circulation Res.,105,545(2009).

M.Hatori, C.Vollmers, A.Zarrinpar, L.DiTacchio, E.A.Bushong, S.Gill, M.Leblanc, A.Chaix, M.Joens, J.A.Fitzpatrick et al.:Cell Metab.,15,848(2012).

Crowley SJ, Carskadon MA. Modifications to weekend recovery sleep delay circadian phase in older adolescents. Chronobiol Int 2010;27:1469-1492

Czeisler CA, Buxton, OM. The Human Circadian Timing System and Sleep-Wake Regulation. Kryger, M., Roth, T., Dement, W. ed. Principles and Practice of Sleep Medicine, 5th edition. Philadelphia: W.B. Saunders Company, 2010;402-419

Khalsa SB, Jewett ME, Cajochen C, Czeisler CA. A phase response curve to single bright light pulses in human subjects. J Physiol 2003;549:945-952

Yang CM, Spielman AJ, D'Ambrosio P, et al. A single dose of melatonin prevents the phase delay associated with a delayed weekend sleep pattern. Sleep. 2001; 24: 272-281.

Taylor A, Wright HR, Lack LC. Sleeping-in on the weekend delays circadian phase and increases sleepiness the following week. Sleep Biol. Rhythms. 2008; 6: 172-179.

Higuchi et al. (2003) Effects of VDT tasks with a bright display at night on melatonin, core temperature, heart rate, and sleepiness. J Appl Physiol 94(5): 1773-1776 S.

Higuchi et al (2005) Effects of Playing a Computer Game Using a Bright Display on Pre-Sleep Physiological Variables, Sleep Latency, Slow Wave Sleep and REM Sleep. J Sleep Res 14(3): 267-273

Higuchi et al (2007) Less exposure to daily ambient light in winter increases sensitivity of melatonin to light suppression. Chronobiol Int 24 (1), 31-43.3.

Higuchi et al (2007) Influence of eye colors of Caucasians and Asians on suppression of nocturnal melatonin secretion by light. Am J Phyiol Regul Integr Comp Physiol, 292, R2352-2356

Figueiro MG, Rea MS, Bullough JD: Neurosci Lett 406:293-297 (2006)

■ 書籍

『睡眠心理学』堀忠雄編著(北大路書房)

『睡眠学-眠りの科学・医歯薬学・社会学』高橋清久編(じほう)

『病気がみえる-脳・神経-』岡庭豊(メディックメディア)

『体内時計のふしぎ』明石真(光文社新書)

『化学と生物 Vol.51 』p.160-167永井克也「自律神経による生体制御とその利用」(国際文献社)

『基礎講座　睡眠改善学』日本睡眠改善協議会編(ゆまに書房)

『応用講座　睡眠改善学』日本睡眠改善協議会編(ゆまに書房)

『快適睡眠のすすめ』堀忠雄(岩波新書)

『時間栄養学』香川靖雄編(女子栄養大学出版部)

『エッセンシャル・キネシオロジー-機能的運動学の基礎と臨床原書-』Paul Jackson Mansfield、弓岡光徳監訳(南江堂)

『ホントによく効くリンパとツボの本』加藤雅俊(日本文芸社)

『アロマテラピーコンプリートブック上巻』ライブラ香りの学校編(BABジャパン)

『フランスの植物療法』Loic Bureau、永井克也監訳(フレグランスジャーナル社)

『日本看護研究学会雑誌』有田広美、大島千佳他「自律神経活動からみたホットパック温罨法のリラクゼーション効果ー頸部と腰部の施行部位を比較してー」29(3),254,2006.(日本看護研究学会)

『日本看護技術学会第9回学術集会講演抄録集』藤田直子、山勢博彰他「頸部温罨法が与えるリラクゼーション効果」2010, p.95.(日本看護技術学会)

『日本生理人類学会誌』小崎智照、伊那深雪、安河内郎「午前中の異なる光強度によるメラトニン分泌開始時刻(DLMO)への作用ならびに概日リズム位相との関係」, 2004,p7-11.(日本生理人類学会)

『不眠研究』榎本みのり、岡田清夏、樋口重和、肥田晶子、北村真吾、三島和夫「メラトニン分泌開始時刻(DLMO)と入眠潜時の関係」,2011,201155−56.(三原医学社)

『第44回 日本大学理工学部学術講演会論文集』町田、濱村、園部「全身振動感覚の強度判断に及ぼす音刺激の影響」, p.340(日本大学理工学部)

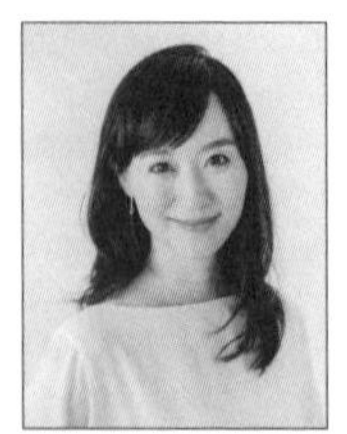

眠りとお風呂の専門家

小林麻利子

Mariko Kobayashi

京都府京都市生まれ、同志社大学卒。

睡眠改善インストラクター、温泉入浴指導員、ヨガインストラクター、アロマテラピーインストラクター、食生活管理士、上級心理カウンセラー。

睡眠と入浴を中心に生活習慣を見直すことで８ｋｇの減量に成功。

「美は自律神経を整えることから」を掲げ、生活習慣改善サロンFluraを開業。

最新のデータ、研究をもとに、睡眠や入浴、運動など日々のルーティンを見直すことで美人をつくる「うっとり美容」を指導。

生活に合った無理のない実践的な指導が人気を呼び、約2000名以上もの悩みを解決し、テレビや雑誌など多くのメディアで活躍中。


本書は、2016年11月に小社より刊行した『美人をつくる熟睡スイッチ』を加筆・修正したものです。

不美人習慣を３日で整える
熟睡の練習帳

初版発行　２０２０年11月12日

著者　小林麻利子

編集発行人　坂尾昌昭

発行所　株式会社Ｇ．Ｂ．
〒１０２-００７２　東京都千代田区飯田橋４-１-５
電話　０３-３２２１-８０１３
ＦＡＸ　０３-３２２１-８８１４
https://www.gbnet.co.jp

印刷所　音羽印刷株式会社

ISBN : 978-4-906993-94-9